Therapie für das stotternde Schulkind

Carl Dell, Jr.

Therapie für das stotternde Schulkind

Übersetzt und bearbeitet
von Andreas Starke

DEMOSTHENES

Verlag der Bundesvereinigung Stotterer-Selbsthilfe e.V.

Die Bundesvereinigung Stotterer-Selbsthilfe e.V. hat es sich zum Ziel gesetzt, die Lebenssituation von Menschen, die stottern, zu verbessern. Die Veröffentlichung von Fachliteratur regt die Diskussion unter den Fachleuten an, fördert deren Kenntnisstand und trägt dadurch mittelbar dazu bei, diesen Zweck zu erfüllen.

Aus der Veröffentlichung dieses Buches durch die Bundesvereinigung kann nicht geschlossen werden, daß die hierin vertretenen Standpunkte deren verbindliche Meinung darstellen. Dennoch trifft es zu, daß diese in der Diskussion der Bundesvereinigung eine gewisse Bedeutung erlangt haben.

Die amerikanische Originalausgabe ist 1979 unter dem Titel *Treating the School Age Stutterer - A Guide for Clinicians* bei der Stuttering Foundation of America (vormals: Speech Foundation of America), P. O. Box 11749, Memphis, Tennessee, 38111-0749, USA erschienen.

Aus dem Amerikanischen übersetzt
von Andreas Starke mit Simon Starke.

2. überarbeitete Auflage, Juni 1999, 4.-5. Tausend

Umschlagentwurf: Andreas Starke
Satz: BLEYSATZ, Jena
Druck: Clausen & Bosse GmbH, Leck

Printed in Germany

ISBN 3-921897-21-1

Inhalt

Vorwort zur deutschen Ausgabe

Mit diesem Buch setzt die Bundesvereinigung Stotterer-Selbsthilfe e.V. ihre Reihe der Übersetzungen aus dem Amerikanischen fort.

Die Situation der Schultherapeutin, auf die sich der Autor mehrfach bezieht, ist in Deutschland so nicht gegeben. In den USA arbeiten an den Schulen in der Regel Sprech- und Sprachpathologinnen (speech-language pathologists), die sich um die Kinder mit Sprech- oder Sprachproblemen kümmern. Ob dieses System besser oder schlechter ist als das deutsche, in dem die Behandlung von stotternden Schulkindern einerseits im Rahmen des Besuchs einer Sonderschule für Sprachbehinderte geschehen kann oder durch eine niedergelassene Logopädin, soll hier nicht betrachtet werden.

Was in den USA und in Deutschland sicher ähnlich ist, ist der Umstand, daß viele Therapeutinnen (Sprachheillehrerinnen, Logopädinnen und andere), die von ihrem Berufsbild her eigentlich zuständig sind, es ablehnen, mit stotternden Kindern zu arbeiten. Dell schildert die Schwierigkeiten der Therapeutinnen sehr eindringlich und gibt einige gute Gründe an, die diese ermutigen sollten, sich der Not des stotternden Kindes zu stellen.

Die Reserve der zuständigen Therapeutinnen steht in krassem Gegensatz zu der einhelligen Meinung der führenden Fachleute, daß die therapeutische Arbeit mit dem stotternden Kind so früh wie möglich beginnen sollte und daß die Intervention auch bei sehr jungen Kindern eine je nach Lage des Falles verschiedene direkte Arbeit am Sprechen bzw. am Stottern beinhalten sollte. Alte Theorien, nach denen das Stottern eine sog. psychogene Störung sei und deswegen nur psychotherapeutisch behandelt werden könne, geraten dagegen zunehmend unter Kritik.

Es wird häufig gefragt, wie eine Anpassung des von Van Riper vorgeschlagenen Vorgehens in der Behandlung des Stotterns bei Kindern aussehen müßte. Die Antwort findet die Leserin in diesem Buch. Ich kann nur hoffen, daß diese Darstellung auch die deutschen Fachleute ermutigen wird, stotternde Kinder zu behandeln statt die Eltern zu vertrösten. Es soll sie ermutigen, in der Behandlung solche Verfahren der direkten Arbeit am Sprechen und am Stottern einzusetzen, die eine wirksame Hilfe darstellen.

Ich habe Carl Dell 1977 zu einer Zeit kennengelernt, als er mit der im vorliegenden Buch beschriebenen Arbeit schon erhebliche Erfahrungen gesammelt hatte. Carl sprach über seine Arbeit und überraschte seine Zuhörer damit, daß er darauf bestand, bei den meisten seiner jungen Patienten eine vollständige Heilung vom Stottern erreicht zu haben. Dies erscheint zunächst verblüffend, weil gemäß landläufiger Meinung das Wort *Heilung* im Zusammenhang mit Stottern eine Art Tabuwort ist. Als Indiz für diese Unsicherheit kann man werten, daß gewissenlose Scharlatane mit dem Slogan *Stottern ist heilbar* werben und schlecht informierte Fachleute den Slogan *Stottern ist nicht heilbar* dagegenhalten.

Carl erschien mir damals wie heute vollkommen glaubwürdig. Nach seiner Erfahrung kann man mit der Rückführung des schweren in immer leichteres Stottern und schließlich immer flüssigeres Sprechen in der Behandlung stotternder Kinder wie in der Behandlung stotternder Erwachsener erhebliche therapeutische Wirkungen erzielen. Diese führen bei jungen Kindern in sehr viel mehr Fällen zu vollkommen normalem Sprechen, als daß bei Erwachsenen der Fall ist.

Oft habe ich mir vorgestellt, um wieviel besser es mir wohl ergangen wäre, wenn ich als schwer chronisch stotternder Siebenjähriger eine Therapeutin von seiner Art gehabt hätte. Hoffentlich trägt dieses Buch etwas dazu bei, daß viele stotternde Kinder, die heute und morgen Hilfe brauchen, nicht allein gelassen werden, weil die zuständigen Leute nicht Bescheid wissen oder darauf vertrauen, daß sich das Stottern schon von allein gibt, wenn man nur geduldig wartet.

Als Anhang habe ich einen Artikel Van Ripers angefügt, der sich mit dem „Projekt Carl Dell" befaßt. Die Idee, Fachtherapeuten für stotternde Kinder auszubilden und einzusetzen, hat sich in den USA noch immer nicht durchgesetzt, obwohl einige engagierte Therapeutinnen die Vorteile immer wieder demonstrieren. Für Deutschland darf man sicher nicht auf den flächendeckenden Einsatz von Stotterspezialisten z.B. bei den Gesundheitsämtern hoffen, solange das Stottern noch nicht als Problem der öffentlichen Gesundheitsvorsorge begriffen wird.

Ich habe auch einen Rundbrief in den Anhang aufgenommen, den Carl nach Erscheinen des Artikels von Van Riper als Antwort auf die zahlreichen Zuschriften geschrieben hat. Er enthält alle wichtigen Grundgedanken zu seiner Arbeit und kann somit gut als Zusammenfassung dienen.

In der Übersetzung habe ich im Vergleich zu der Übersetzung von Van Ripers *Die Behandlung des Stotterns* manches anders gemacht. Ich habe keine enge Übersetzung angestrebt, sondern versucht, das Original in einen flüssigen, gut lesbaren Text zu übersetzen. Ich hoffe, daß der Autor mir einige kleine Freiheiten verzeihen wird. Zudem habe ich mich entschieden, von einem Patienten (männlich) und einer Therapeutin (weiblich) auszugehen und das auch konsequent durchzuhalten. Die Wirkung hat mich selbst überrascht. Das Wort *Patient* erscheint mir übrigens seit einiger Zeit passender als das Wort *Klient,* wenn man die ursprüngliche Bedeutung des letzteren in Betracht zieht. Ich bitte, daran keinen Anstoß zu nehmen.

Ich möchte mich bei Ari Köpf für die Beharrlichkeit bedanken, mit der er darauf bestanden hat, dieses Buchprojekt durchzuführen, das ich nun schon seit fünfzehn Jahren plane. Ich bedanke mich bei meinem Sohn Simon für seine Hilfe bei der

Rohübersetzung und bei der Firma Type & Picture GmbH, Hamburg, für ihre freundliche Unterstützung bei der Gestaltung des Umschlages. Ein großer Dank geht natürlich an Carl Dell selbst dafür, daß er sich die Mühe gemacht hat, seine Arbeit so anschaulich und anregend zu beschreiben.

Hamburg, Oktober 1994

Andreas Starke

Die frühe Intervention und die direkte Arbeit mit dem stotternden Kind findet auch in Deutschland eine immer breitere Zustimmung unter den zuständigen Fachleuten. Die Tatsache, dass das vorliegende Buch in knapp viereinhalb Jahren in dreitausend Exemplaren verbreitet wurde, die zahlreichen positiven Rezensionen und die wachsende Anzahl von Fachpublikationen, die sich auf Carl Dells Arbeit beziehen, zeigen dies sehr deutlich. Diese Entwicklung wurde massgeblich unterstützt durch Fortbildungsseminare, die der schwedische Logopäde und Stotterspezialist Lennart Larsson seit 1996 in Deutschland durchführt.

Die vorliegende zweite Auflage enthält die Korrektur einiger wichtiger Fehler und Missverständlichkeiten der Übersetzung, auf die Lennart Larsson aufmerksam gemacht hat. Bei der Bereinigung meiner zahlreichen Fehler in Rechtschreibung und Interpunktion hat Doris Schaffner unschätzbare Hilfe geleistet, für die ich herzlich danke.

Hamburg, Mai 1999

Andreas Starke

An die Schultherapeutinnen

Dieses Buch beschreibt, wie Sie mit jungen Stotterern effizient arbeiten können. Dieses Material wurde im Verlaufe von mehreren Jahren durch ein Programm gewonnen, das aus Ausbildung, Erprobung und Forschung bestand. Der Autor, der selbst Therapeut an einer öffentlichen Schule ist, beteiligte sich an diesem Programm, nachdem er von Prof. Dr. Charles Van Riper besonders hierfür ausgebildet worden war. Dr. Van Riper gilt als eine der weltweit führenden Autoritäten auf dem Gebiet des Stotterns.

Ursprünglich wurde die Arbeit des Autors durch die Stuttering Foundation of America finanziert. Er arbeitet jetzt als Stotterspezialist mit den Schultherapeutinnen im Großraum von Grand Rapids, Michigan, mit einer Schülerzahl von etwa 120.000. Besonderer Dank gilt den Therapeutinnen in Kent County, mit denen Carl Dell arbeitet, und der Unterstützung durch Joe Noorthoek, dem Fachleiter für Sonderpädagogik in diesem Schulbezirk.

Die von Dell mitgeteilten Vorschläge und Empfehlungen sind interessant zu lesen. Wir glauben, daß die Anwendung dieser Information zu nichts anderem führen kann als dazu, Ihre Bemühungen im Interesse der jungen Stotterer effektiver und lohnender zu machen.

Für die Stuttering Foundation of America

Malcolm Fraser

Einführung

Es gibt viele Versuche, die Behandlung des Stotterns zu vereinfachen, und es gibt auch Kollegen, die mit einer dieser einfachen Methoden Erfolge haben. Wenn Sie zu diesen gehören, so sind Sie wirklich begnadet, da viele andere nur Mißerfolg und Frustration mit den sog. ‚einfachen Methoden' erlebt haben. Manche von uns haben eine neue Methode an einem stotternden Kind erfolgreich benutzt, um dann festzustellen, daß sie beim nächsten Kind kläglich versagt. Und dann gibt es noch diejenigen Kollegen, die soweit gekommen sind, daß sie allen Versuchen mißtrauen, die Behandlung junger Stotterer zu vereinfachen. Das Stottern scheint eine so komplizierte Störung zu sein, daß einfache Wege einem irgendwie betrügerisch erscheinen und es manchmal auch tatsächlich sind.

Einfache Lösungen für komplexe Probleme haben sich nur selten als gültig erwiesen. Als Beispiel kann das Problem gelten, schlanker zu werden. In zahlreichen Büchern kann man Beschreibungen von Methoden finden, wie man angeblich auf einfache und schnelle Weise sein Körpergewicht reduzieren kann. Und obwohl es immer einige treue Jünger gibt, die auch tatsächlich Erfolg mit der neuen, einfacheren Diät oder Methode haben, enden die Versuche der meisten anderen schließlich doch als Mißerfolge. Dann greifen sie nach einer neuen Patentidee und das Spielchen beginnt von neuem. Nur konsequente Arbeit und feste Entschlossenheit scheinen wirklich Erfolg zu versprechen. Dies gilt auch für das Stottern. Die meisten Kinder, die stottern, müssen Enttäuschungen hinnehmen und Mühe investieren, um ihr Stottern zu überwinden. Das ist vielleicht gar nicht einmal so schlecht, wie es zunächst klingt. Jeder von uns entwickelt sich durch die Überwindung von Widerständen weiter, und wir wissen, daß die Ereignisse, die uns vor die schwierigsten Aufgaben stellen, meistens die sind, durch die wir die wichtigsten Erfahrungen machen. Die Behandlung des Stotterns ist selten einfach, und daher erscheint es verständlich, daß viele Schultherapeutinnen sich vor der Arbeit mit Kindern fürchten, die dieses Problem haben.

Manchen Kolleginnen widerstrebt es, mit Stotterern zu arbeiten, weil sie merken, daß sie die Störung nicht wirklich verstehen. Schultherapeutinnen fragen oft, ob es für eine normal sprechende Therapeutin überhaupt möglich ist, sich mit dem stotternden Kind wirklich zu identifizieren. Die Antwort ist, daß jeder von uns Frustration, Beklemmung und Peinlichkeitsgefühle kennt, und da jeder von uns ein gewisses Maß an menschlicher Schwäche besitzt, ist es uns sehr wohl möglich, die Gefühle der Stotterer soweit nachzuvollziehen, wie nötig ist, um das erforderliche Arbeitsverhältnis herzustellen.

Eine weitere Möglichkeit, um ein besseres Verständnis zu erlangen, besteht darin zu lernen, wie der junge Patient stottert. Mit Hilfe eines Kassettenrekorders kann man einige Proben seines abnormen Sprechens aufnehmen. Wenn das Kind dann gegangen ist, kann man versuchen, das Stottern des Kindes zu imitieren. Dabei sollte man einen großen Spiegel benutzen, um die Mimik und Gestik des Kindes nachzuahmen. Wenn man das tut, man eine therapeutische Ausbildung absolviert hat und theoretische Kenntnisse über das Stottern besitzt, kann es einem gelingen, sich soweit mit dem jungen Stotterer zu identifizieren, daß man ihm helfen kann.

Dennoch ist es oft schwierig, mit einem stotternden Kind in der Schule zu arbeiten. Ich kenne die Umstände sehr gut, unter denen die meisten Therapeutinnen an Schulen arbeiten müssen. Das Berufsleben von uns Schultherapeuten sieht anders aus als das der meisten unserer Kollegen. Es ist möglich, daß kein Raum für die Therapie zur Verfügung steht, so daß wir einen Lagerraum oder den Flur benutzen müssen. Oder wir haben Probleme, das Kind überhaupt aus dem Unterricht herauszubekommen, da es scheint, daß jeder Lehrer genau dann ein besonders wichtiges Thema behandelt, wenn wir das Kind sehen wollen. Die größte Schwierigkeit, die wir bei der Arbeit mit Stotterern haben, ist allerdings unser Mangel an Zeit, Erfahrung und Vertrauen. Eine Kollegin drückte das so aus: „Wenn man noch 75 andere Kinder hat, um die man sich zweimal in der Woche kümmern soll, und dann der ganze Papierkram, von dem ich jetzt immer mehr erledigen muß, ist es schwierig, überhaupt einem Kind genügend Zeit zu widmen. Und ein Stotterer braucht eine Menge Zeit und Arbeit. Dazu kommt, daß ich gar nicht so viele stotternde Kinder habe, da mein größtes Interesse den Kindern mit Artikulations- und Sprachproblemen gilt."

Neulich während einer Tagung in Michigan schüttete eine Gruppe von Schultherapeutinnen ihre angesammelten Frustrationen ebenso schnell aus sich heraus, wie sie die verfügbaren Getränke in der nächsten Kneipe in sich hineinschütteten. Das Gespräch kam auf Stottern: „Weißt du", sagte eine junge Therapeutin, „es wird immer als so einfach dargestellt, ich habe wirklich Angst davor, mit einem Stotterer zu arbeiten. Ich komme mir vor wie ein Betrüger. Die Eltern, Lehrer und das Kind selbst kommen zu mir und glauben, ich hätte die Antwort für das Problem Stottern. Es ist schwierig, so zu tun, als wüßte man Bescheid, wenn es tatsächlich nicht an dem ist."

„Ja, das Gefühl kenne ich," antwortete eine ältere Therapeutin, „ich habe in den letzten Jahren einige Stotterer gehabt, und ich fühle mich immer noch nicht sehr kompetent. Ich hatte einige dramatisch erfolglose Fälle. Manchmal fürchte ich, wieder einen zu bekommen."

Sicherlich stehen diese Therapeutinnen mit ihren Erfahrungen nicht alleine da. Die meisten Kolleginnen an den öffentlichen Schulen und in anderen Arbeitssituationen würden ähnliches berichten.

Es ist ganz normal, daß Therapeutinnen diese Ängste im Umgang mit Stotterern haben. Stottern ist eine komplizierte und verwirrende Störung. Unsere Fachbibliotheken sind voll mit Büchern über Stottern, und doch wissen wir immer noch wenig. Auch wenn eine Therapeutin an einer der besten Universitäten des Landes ausgebildet wurde, kann es sein, daß sie sich nicht imstande fühlt, einem jungen Stotterer zu helfen. Eine Kollegin faßte es so zusammen: „Ich weiß zwar eine ganze Menge über das Stottern, aber nur wenig über die Arbeit mit einem stotternden Patienten."

Es gibt sicher noch weitere Gründe für unsere Probleme bei der Arbeit mit Stotterern, aber wir müssen uns auch vor Augen halten, daß wir diejenigen in der nächsten Nähe des Kindes sind, die mehr über das Stottern wissen als alle anderen Menschen in der Umgebung des Kindes. Wer sonst ist in der Lage, ihm zu helfen? Wer sonst hat das Wissen und die Erfahrung, die wir haben - selbst dann, wenn sie nicht ausreicht? Bei dem Versuch, aufrichtig und ehrlich zu sein, neigen wir dazu, schnell unsere Unzulänglichkeiten und Versagensängste in den Vordergrund zu stellen. Und nur selten sprechen wir darüber, wie geschickt wir mit den geplagten Kindern umgehen, die wir betreuen... oder werden gar dafür gelobt. Wir wissen, wie man diesen Kindern zu Gefühlen des Selbstwertes und der Würde verhilft. Wenn sie bei uns sind, finden sie Annahme, Wärme und Verständnis. In uns finden sie jemanden, der ihnen zuhört, auch wenn sie stottern, jemanden, der nicht erschrickt und sie auch nicht zurückweist, sondern helfen will.

Lassen Sie uns also auf unsere beruflichen Fähigkeiten stolz sein, denn wir können dem Kind viel geben, was es sonst nirgendwo bekommen wird! Diese Kinder brauchen alle Hilfe, die wir geben können. Vielleicht geben wir mehr als wir meinen. Auf jeden Fall ist die Arbeit mit Stotterern die einzige Möglichkeit für uns, Erfahrungen zu sammeln und unsere Fertigkeiten zu verbessern. Das kann man nicht erreichen, wenn man diese Arbeit meidet.

Ich möchte hier etwas über einige meiner eigenen Erfahrungen erzählen, die ich als junger Stotterer in der Therapie gemacht habe, denn ich kenne beide Seiten des Tisches im Therapieraum. Obwohl mein Stottern in meiner Schulzeit nicht geheilt wurde, erreichten die Therapeutinnen einige sehr wichtige Dinge. Sie waren eine Anlaufstelle für mich, zu der ich jederzeit kommen und mit jemandem sprechen konnte, ohne daß man über mich lachte oder sich abfällig über mich äußerte. Dort konnte ich mir die Freiheit nehmen, trotz meines Stotterns zu kommunizieren. Welch ein großartiges Gefühl war das! Mein Hund war das einzige andere Lebewesen, bei dem ich dasselbe fühlte. Da war ein Ort, an dem ich etwas über das Stottern erfahren konnte, dieses mysteriöse Ding, über das sonst niemand mit mir redete. Ich brauchte einen sicheren Ort, wo ich es anfassen und mich ihm stellen konnte. All das tat mir als kleinem Jungen außerordentlich gut.

Meine Schultherapeutinnen heilten mich zwar nicht, aber sie wurden dringend gebraucht. Ich glaube, daß diese Erfahrungen den Grundstein für meinen schließlichen Erfolg legten. Ich bin mir sogar sicher, daß meine Therapie als Erwachsener ohne die frühen Therapieerfahrungen sehr viel schwieriger gewesen wäre. Das wertvollste Geschenk war allerdings die Tatsache, daß sie sich um mich kümmerten. Sie kümmerten sich um mich! Sie gaben mir das Gefühl, daß ich als Mensch etwas wert war, obwohl ich stotterte. Wegen dieses Erlebnisses konnte das Stottern mein Selbstbild nie so gründlich zerstören, wie das bei vielen jungen Stotterern der Fall ist. Die Fürsorge und Wärme, die ich von meinen Therapeutinnen empfing, halfen mir, als Mensch nicht zu zerbrechen.

Obwohl ich den Schultherapeutinnen, die mir halfen, immer noch dankbar bin, glaube ich, daß man viel mehr tun kann als das, was sie leisten konnten. Das Wichtigste wäre gewesen, daß sie versucht hätten, die progressive Entwicklung des Stotterns umzukehren. Leider werden zu viele leichte und beginnende Stotterer zu starken, chronischen Stotterern, und ich glaube, daß eine Schultherapeutin dies verhindern kann. Es gibt mindestens zwei Gründe, warum sich bei den meisten Stotterern das Sprechen während der Schulzeit verschlechtert. Der erste ist, daß die meisten während der ersten Phasen ihres Stotterns keine professionelle Hilfe erhalten, und der zweite, daß die Therapeutin nicht über die nötigen Methoden verfügt, die der abnormen Verschlechterung des Sprechens vorbeugen würden. Meiner Meinung nach liegt die Lösung für das Problem des Stotterns im frühen Eingreifen, so daß das progressive Wachstum dieser Störung umgekehrt werden kann. Ich habe die Erfahrung gemacht, daß das Stottern geheilt werden kann, wenn dieser Eingriff früh genug erfolgt.

Der Hauptzweck dieses Buches ist, der Therapeutin, die in einer öffentlichen Schule tätig ist, praxisnahe Beispiele für den Umgang mit jungen Stotterern zu geben, um dieses Ziel zu erreichen. Ich habe mit den beschriebenen Verfahren Erfolg gehabt, aber ich bin mir auch sicher, daß andere Therapeutinnen mit anderen Ansätzen ebenfalls zum Ziel kommen. Es geht mir nicht darum, hier über die Wirksamkeit der einen oder anderen Methode zu streiten. Das Anliegen hier ist vielmehr, Therapeutinnen davon zu überzeugen, daß es wichtig ist, diese jungen Stotterer in Therapie zu nehmen, statt sie auf die Warteliste zu setzen. Die Behandlung eines jeden menschlichen Leidens ist leichter und effektiver, wenn sie unmittelbar nach dem ersten Auftreten beginnt. Ich bin überzeugt, daß dies auch für das Stottern gilt.

Mit einigen Vorbehalten habe ich die jungen Stotterer aus organisatorischen Gründen in drei Gruppen eingeteilt: beginnende Stotterer (borderline stutterer), leichte Stotterer (mild stutterer) und chronische Stotterer (confirmed stutterer). Obwohl uns diese Einteilung hilft, den dargestellten Stoff zu ordnen, könnte man daraus schließen, daß ich die stotternden Kinder in dieser Weise in Gruppen einteile. Das ist nicht der Fall! Alle jungen Stotterer befinden sich irgendwo auf einer Schwereskala, wobei sich der Schweregrad häufig ändert, und in der praktischen Arbeit versuche ich nicht, sie zu kategorisieren. Die Schwere des Stotterns ist nur eine der vielen Dimensionen, die ich betrachte, wenn ich eine Therapie plane. Die Schwere des Stotterns bildet nur in Verbindung mit der Intelligenz des Kindes, seiner sozialen Reife und seinem Alter einen Anhaltspunkt dafür, wie ich sein Stottern angreifen werde.

(Es folgt eine Bemerkung des Autors über die in den USA gebräuchlichen Berufsbezeichnungen wie *clinician, speech teacher, speech therapist, speech pathologist und speech-language pathologist.* Dell benutzt durchgehend den Begriff *clinician,* den wir mit *Therapeutin* und in wenigen Ausnahmefällen mit *Therapeut* übersetzt haben. *Clinical* bedeutet übrigens nur *Diagnose und Therapie betreffend* und clinic bedeutet *Ambulanz* bzw. *ambulante Therapieeinrichtung.* Anm. d. Übers.) Der Autor fühlt sich außerdem dazu verpflichtet zu erklären, wie der Gebrauch des Wortes Therapeut zu verstehen ist. Die Kollegen, die an öffentlichen Schulen arbeiten, hatten und haben sehr verschiedene Bezeichnungen. Man nannte uns *Sprechlehrer, Sprachtherapeuten, Sprechpathologen* und jetzt *Sprach- und Sprechtherapeuten.* Wie dem auch sei, ich werde ab jetzt die Bezeichnung *Therapeut* (clinician) benutzen, da diese in unserem Berufszweig allgemein üblich ist. Dies soll nur dazu dienen, unsere Darstellung zu vereinheitlichen, und stellt keine Stellungnahme zur Frage der Berufsbezeichnung dar.

Der beginnende Stotterer

Eine häufige Frage von Schultherapeutinnen ist die, wann sie anfangen sollten, mit einem jungen Stotterer zu arbeiten. Sie wollen mit der Therapie nicht zu früh anfangen, da sie glauben, das Kind könne aus der Störung vielleicht in ein oder zwei Jahren herauswachsen. Ein Grund für dieses Zögern ist der, daß sich die Therapeutinnen nicht ausreichend qualifiziert fühlen. Darüber hinaus haben einige Therapeutinnen wirklich Angst, den Zustand des Kindes zu verschlechtern. Eine Kollegin drückte es folgendermaßen aus: „Ist es nicht möglich, daß das Kind, wenn ich die Aufmerksamkeit auf das Problem lenke, eine krankhafte Einstellung bekommt und fortgeschrittenere Formen des Stotterns entwickelt?".

Es erscheint zwar theoretisch möglich, daß sich das Sprechen des Kindes verschlechtert, weil es aus dem Unterricht zur Therapie geholt wurde. Es versteht dies vielleicht als Zeichen dafür, daß es minderwertig oder nicht normal ist. Wenn es dann noch angestrengter versucht, perfekt zu sprechen, kann sich sein Sprechfluß weiter verschlechtern, wodurch das Kind möglicherweise frustriert und ängstlich wird. Obwohl dies zunächst logisch erscheint, habe ich dies in der Realität niemals beobachtet, nicht ein einziges Mal! Wenn die Therapeutin eine negative Einstellung zum Kind hat oder wenn sie beim Auftreten von Stottern Anzeichen von Ablehnung zeigt, kann sich das Stottern vielleicht verschlimmern, aber ich habe die Erfahrung gemacht, daß die meisten Therapeutinnen liebe, ruhige Menschen sind, die das Stottern ihrer jungen Patienten akzeptieren und verstehen. Solche Einstellungen werden das Stottern nicht verschlimmern. Man muß auch berücksichtigen, daß schon viele Leute das Stottern des Kindes bemerkt und vielleicht auch kritisiert haben. Viele Menschen sind der Ansicht, daß das Kind sich seines Stotterns völlig unbewußt sei, die meisten haben allerdings unrecht. In unserem ersten Gespräch teilt es uns mit, daß es stottert. Es mag etwa so unschuldig klingen wie: „Ich weiß, daß meine Mutter es nicht mag, weil sie oft nach unten guckt, wenn ich es tue." Normalerweise ist es nicht das erste Mal, daß die Aufmerksamkeit auf das Stottern gelenkt wurde, wenn es aus der Klasse geholt wird.

Viele Therapeutinnen fürchten sich auch davor, daß sie durch Fehler in der Therapie zur Verschlechterung des Sprechens eines Kindes beitragen könnten. Sicherlich machen wir alle Fehler, jedoch ist dies kein Grund, das Kind nicht zu behandeln. Kinder fühlen sich selten sehr lange angegriffen, da sie vieles nicht so ernst nehmen wie Erwachsene. Wenn die Therapeutin wachsam auf jede Veränderung im Verhalten des Patienten achtet, kann sie immer noch ihre Therapie entsprechend anpassen. Man kann seine Ziele nicht nur auf verschiedenen Wegen erreichen, sondern auch durch die unterschiedliche Zügigkeit, mit der man die Behandlung vorantreibt. Laßt uns also Vertrauen in unsere Fähigkeiten haben! Jede gute Therapeutin wird ab und zu einen Fehler machen, jedoch wird sie ihn schnell erkennen und ihr Verhalten verbessern.

Es kann auch sein, daß sich das Sprechen des Kindes aus Gründen verschlechtert, die nichts mit der Therapie zu tun haben. Es kann sein, daß es Probleme zu Hause hat, daß zum Beispiel seine Eltern Schwierigkeiten haben, miteinander auszukommen, oder daß sie eine Entscheidung getroffen haben, die das Kind ablehnt, oder es hat Schwierigkeiten mit seinen Geschwistern. Eine Kollegin erzählte mir, wie sie bei einem jungen beginnenden Stotterer zu Hause anrief, nachdem sich sein Sprechen drastisch verschlechtert hatte. „Gestern," erzählte ihr die Mutter, „war Billy unheimlich aufgeregt, als ich ihm ein Spiderman-Kostüm für Halloween gekauft habe. Da hat er viel gestottert. Dann hat ihm sein Vater verboten, an Halloween auf die

Straße zu gehen, weil er in der Nacht davor sein Fahrrad draußen gelassen hatte. Und er hatte auch noch mit seinem Bruder gestritten und verloren. Alles in allem war es ein recht anstrengender Tag für ihn."

Alle möglichen Erlebnisse können zu einer Verschlechterung des Sprechens führen. Das Kind hat vielleicht Probleme mit seinen Kameraden. Vielleicht machen ihm die Kinder in der Schule oder in der Nachbarschaft das Leben schwer. Kinder fallen oft von einer Krise in die nächste, aber sie erholen sich auch schnell. Es gibt also keinen Grund, sich die Schuld an einer zeitweiligen Verschlechterung des Sprechens zu geben. Jedes stotternde Kind kann von einem dieser äußeren Ereignisse so angegriffen sein, daß sich sein Sprechen verschlechtert.

Eine weitere Frage, die Therapeutinnen stellen, ist die, woran sie erkennen können, ob ein Kind lediglich normal-unflüssig spricht oder ob das Stottern so schlimm ist, daß das Kind unsere Dienste benötigt. Diejenigen Therapeutinnen, die nur die schlimmsten Fälle behandeln, brauchen sich um diese Unterscheidung niemals zu kümmern. Wenn man aber dem Stottern vorbeugen will, darf man auch die beginnenden Stotterer nicht außer acht lassen. Ich glaube kaum, daß eine Gefahr besteht, aus einem normal-unflüssig sprechenden Kind einen Stotterer zu machen, wenn die Therapeutin ordentlich arbeitet. Die indirekte Form der Therapie, die ich befürworte, ist sowohl für den Stotterer als auch für das normal-unflüssig sprechende Kind von Nutzen. Wenn die Therapiestunden entspannt ablaufen und nicht bedrohlich auf das Kind wirken, muß man sich kaum davor fürchten, irgendwelche schädlichen Folgen auszulösen. In der Tat ist es schon oft vorgekommen, daß ein Lehrer mich bat, einen anderen Schüler in Therapie zu nehmen, nachdem ich glücklicherweise mit einem stotternden Schüler einigermaßen erfolgreich war. Auf die Frage, ob das Kind stottere, entgegnete uns der Lehrer: „Nein, das nicht, aber sie haben dem kleinen Johnny so sehr geholfen, nicht nur mit dem Stottern, und deswegen bin ich sicher, daß auch dieses geplagte Kind von so einer Behandlung profitieren würde." Jedes Kind wird einen Nutzen aus der warmen Aufmerksamkeit und der verständnisvollen Haltung einer Therapeutin ziehen. Nur wenige Kinder bekommen in ihrem Leben genug freundliche Aufmerksamkeit.

Man braucht sich also nicht davor zu fürchten, ein Kind in Behandlung zu nehmen, ob es nun tatsächlich stottert oder nicht. Statt die Kinder, die unflüssig sprechen, zu ignorieren oder warten zu lassen, ist es oftmals angebracht, sie in Behandlung zu nehmen, und sei es auch nur dazu, um Zeit zu haben, eine Grundlage für eine genauere Einschätzung zu schaffen. Jedem von uns ist es schon passiert, fälschlicherweise von einem Kind zu glauben, daß es normal-unflüssig spricht, um dann nach einigen Sitzungen indirekter Therapie festzustellen, daß es ein echter Stotterer ist.

Einige Stotterer besitzen sehr ausgefeilte Techniken, um ihr Stottern zu verbergen. Sie haben gelernt, ihr Stottern vor Klassenkameraden und Lehrern zu verstecken, und meinen, daß die Therapeutin für sie eine Bedrohung darstellt, da diese die Tarnung durchbrechen könnte. Dazu kommt, daß manche von ihnen nicht einmal sich selbst eingestehen, daß sie stottern. Wenn die Therapeutin herausfindet, daß sie stottern, fürchten sie, daß die anderen Kinder es auch erfahren und sie gnadenlos hänseln werden. Diese und andere Ängste lassen den jungen Stotterer oft das bißchen zusätzliche Adrenalin produzieren, das es ihm ermöglicht, für eine kurze Zeit sehr gut zu sprechen. Sogar sehr schwer stotternde Erwachsene können manchmal, wenn sie unter großer Belastung stehen, flüssig sprechen. Ich habe einige junge Stotterer kennengelernt, die derartig geschickt Wörter vermeiden und ersetzen konnten, daß sie sogar erfahrene Therapeutinnen täuschen konnten. Wenn man jedoch mit einem Kind zwei bis vier Sitzungen macht, wird seine Verteidigung zusammenbrechen. Es ist einfach nicht möglich, den Anschein für eine so lange Zeit aufrecht zu erhalten. Eine Kollegin berichtete diese Geschichte:

Sie war erst kürzlich in einen neuen Schulbezirk versetzt worden, in dem es in den letzten Jahren häufige Wechsel gegeben hatte. Im Spätherbst wurde sie von einer Mutter angerufen, die angab, daß ihr Sohn, der in die siebte Klasse ging, schwerer stottere als je zuvor, und fragte, ob die Therapeutin ihm irgendwie helfen könne. Die Mutter erzählte von ihrer Frustration mit anderen Therapeutinnen in der Vergangenheit. „Die Therapeutinnen wollten Mike nicht behandeln, weil sie meinten, er würde nicht stottern. Ich wünschte nur, Sie könnten ihn einmal zu Hause hören."

Die Therapeutin untersuchte den Jungen, und obwohl dieser etwas schüchtern und nervös wirkte, redete er doch stotterfrei. Sie fragte Mikes Lehrer und diese sagten, sie hätten kein Stottern bemerkt. Obwohl sie das nur sehr ungern tat, rief sie bei dem Jungen zu Hause an und erzählte der Mutter, daß es den Anschein habe, als sei mit Mike alles in Ordnung. Die Mutter war wütend und schien verzweifelt. Da wurde die Therapeutin neugierig. Vielleicht würde ein Treffen mit den Eltern einige Antworten geben. Vielleicht waren die Eltern übertrieben perfektionistisch.

Als die Eltern kamen, war die Therapeutin wieder sehr beeindruckt von deren Ernst und Besorgnis. Ihre Beschreibung von Mikes Stottern ergaben das Bild eines starken, chronischen Stotterers. Also ließ sie sich darauf ein, Mike einmal pro Woche zu sehen.

Während der ersten beiden Sitzungen war Mikes Sprechen flüssig wie immer, und da er anfing seine Therapeutin zu mögen, redete er immer mehr. Während der nächsten Sitzung dann begann Mikes Verteidigungsmauer zu zerbröckeln. Die Therapeutin bemerkte leichtes Stottern, auf das sie natürlich nicht reagierte. Schon bald fing Mike an so stark zu stottern, daß die Therapeutin ihn darauf aufmerksam machte. Sie fingen an über Mikes Sprechen zu reden.

Als Mike dann sah, daß sich die Therapeutin eher interessiert als verbessernd verhielt, schien es, als würde dem Jungen ein Stein vom Herzen fallen. Was folgte war mehr Stottern, als die Therapeutin je gehört hatte.

Mike hatte sein ganzes Leben in Angst und Zurückgezogenheit verbracht, immer damit beschäftigt, seine Blöße vor den Angriffen der Welt zu schützen, die sein Stottern für ihn darstellte. Der Versuch, das Stottern vor den Eltern zu verstecken, war einfach zu mühevoll, jedoch vor anderen konnte er es verstecken, wenn auch nicht ohne einen großen Aufwand an Energie und Anstrengung. Er brauchte wirklich Hilfe.

Es ist auch ratsam, die diagnostischen Sitzungen über einen größeren Zeitraum, z.B. über mehrere Wochen zu verteilen, da viele junge Stotterer langfristige Schwankungen zwischen flüssigem Sprechen und Stottern zeigen. Es kann sein, daß die erste Sitzung mit ihm in einer flüssigen Phase liegt. In diesem Fall macht man sich ein falsches Bild von dem Kind. Aus professioneller Sicht ist es weitaus peinlicher, einen echten Stotterer nicht zu erkennen, als wenn man mit einem normal-unflüssig sprechenden Kind arbeitet. Im allgemeinen ist es klug, wenn man ein Kind drei- oder viermal gesehen hat und kein echtes Stottern aufgetaucht ist, dem Lehrer zu sagen, daß es tatsächlich den Anschein habe, als ob das Kind sich etwas schwer täte, normale Sprechflüssigkeit zu erreichen, und daß dies kein Grund zur Beunruhigung sei. Man sollte dem Lehrer dann jedoch auch mitteilen, daß es aus diesem Grund nicht notwendig sei, das Kind jetzt zu behandeln. Man würde aber gern mit der Behandlung beginnen, falls der Lehrer irgendwelche Verschlechterungen im Sprechen des Kindes bemerken sollte. Wenn man so vorgeht, bekommt der Lehrer den Eindruck, daß man Interesse für seine Probleme gezeigt hat. Man hat sich für einen seiner Schüler Zeit genommen, um ihn zu sehen und sich intensiv mit ihm zu beschäftigen. Dies kann nur dazu beitragen, daß das berufliche Ansehen der Therapeutin in seinen Augen steigt, ebenso wie in der Meinung seiner Kollegen. Wenn man ein Kind jedoch nur in einer Sitzung sieht und dem Lehrer sagt, daß es normalunflüssig spricht oder aus den vorhandenen Unflüssigkeiten herauswachsen wird, und das Kind jedoch weiterhin in der Klasse stottert, wenn es unter Streß steht, dann verliert man die Achtung dieses Lehrers. Er wird denken, daß man sich mit dem Kind, das er einem geschickt hat, nicht die Zeit genommen hat, die nötig gewesen wäre, um eine bessere Diagnose zu erstellen. Es ist also ratsam, eine sorgfältige Beurteilung vorzunehmen, wenn einem diese Kinder in die Hände gegeben werden.

Die Plazierung in Gruppen zur weiteren Beurteilung

Viele Therapeutinnen lassen die beginnenden Stotterer von Zeit zu Zeit an Gruppen von artikulationsgestörten Kindern oder Gruppen von sprachentwicklungsverzögerten Kindern teilnehmen. Dabei benutzen sie die normale Artikulation und normale Sprachentwicklung dieser Kinder als Vorbild für die anderen Kinder. Dies gibt der Therapeutin eine gute Möglichkeit, das Kind über einen gewissen Zeitraum hinweg zu beobachten, und die Tatsache, daß die Sitzungen ziemlich locker ablaufen, führt dazu, daß sich der beginnende Stotterer wohlfühlt und dies nicht als Bedrohung erlebt. Oftmals ist er in seiner Artikulation und Sprachentwicklung ziemlich weit, so daß er dadurch die Möglichkeit hat, sich in der Gruppe hervorzutun. Diese Erfahrung kann ihm sogar helfen, flüssiger zu sprechen. Viele Therapeutinnen meinen, daß das Einbeziehen in solch eine Gruppe eine sehr gute Methode ist, um zu entscheiden, ob das Kind wirklich stottert, und manchmal hilft diese Gruppentherapie ihm sogar, sein leichtes Stottern zu überwinden.

Bei anderen Kindern zeigt die Teilnahme an diesen Gruppentherapien der Therapeutin vielleicht, daß sie echtes Stottern entwickeln. Wenn das geschieht und das Kind aus der Gruppe genommen werden muß, da es Einzelsitzungen benötigt, macht die vorhergegangene Beteiligung an der Gruppe den Übergang für das Kind möglicherweise leichter.

Ein weiteres Problem kann auftreten, wenn das unflüssig sprechende Kind auch noch ein echtes Artikulationsproblem hat. Wenn man zuviel Aufmerksamkeit auf seine Artikulationsfehler lenkt, so kann dies noch mehr Stottern verursachen, da das Kind Ängste vor bestimmten Lauten entwickeln kann. Obwohl man es in der Gruppe behalten kann, sollte man es trotzdem aufmerksam beobachten, um schnell entscheiden zu können, ob die Arbeit an seiner Artikulation ungünstige Folgen hat. Ist dies der Fall, dann sollte das Kind aus der Gruppe genommen und einzeln behandelt werden, es sei denn, es finden sich andere Wege, um zu verhindern, daß das Stottern stärker wird. Manchmal ist dies dadurch möglich, daß man die Ansprüche an das Kind reduziert, oder dadurch, daß man an einem einfacheren Laut arbeitet.

Eine weitere Frage, die manchmal gestellt wird, ist, wie man es den anderen Kindern in der Artikulations- bzw. Sprachentwicklungsgruppe erklärt, daß ein unflüssig sprechendes Kind an der Gruppentherapie teilnimmt. Dies ist ein weiteres rein theoretisches Problem, das den meisten Therapeutinnen in der Praxis selten Schwierigkeiten bereitet. Es scheint, als ob die Kinder einer Artikulations- oder Sprachentwicklungsgruppe einfach nicht bemerken, daß das unflüssig sprechende Kind sich in irgendeiner Weise von ihnen unterscheidet. Die Therapeutin kann eine Bemerkung wie diese machen: „Johnny hat manchmal Schwierigkeiten, wenn er seine Wörter sagt. Es kommt vor, daß er an einem Wort wie *i-i-ich* steckenbleibt". Meist stellt sich dann heraus, daß die anderen Kinder sehr akzeptierend sind. Es scheint ihnen einzuleuchten, daß die Bewältigung von Sprechunflüssigkeiten auch ein Teil der Aufgabe ist, besser sprechen zu lernen.

Einige Therapeutinnen haben vielleicht Angst, die Unflüssigkeiten des Kindes vor allen anderen zu imitieren. Da aber die Therapeutinnen bei Übungen zur phonetischen Diskrimination häufig die Fehler, die bei den Artikulationsübungen auftreten, demonstrieren, stellt sich die Frage, warum man dies beim Stottern vermeiden sollte. Es scheint, als ob die Kinder unsere gelegentliche Imitation und Identifikation des Verhaltens beim Stottern ohne jegliche Reaktion hinnehmen. Wenn sie einmal lachen, so ist dieses Lachen nicht von dem zu unterscheiden, das ab und zu auftritt, wenn man einen falschen s-Laut produziert. Warum können wir nicht dasselbe mit Unflüssigkeiten machen?

Der Grund dafür, daß das Stottern ein solches Stigma besitzt, ist der, daß es vielen Therapeutinnen unangenehm ist, das Kind mit seinem Stottern zu konfrontieren. Die meisten Erwachsenen im Leben des Kindes haben versucht, die Unflüssigkeiten entweder zu verbessern oder zu ignorieren. Das kleine Kind braucht oftmals ein aufrichtiges Wort, wenn es sein Problem als Problem akzeptieren soll. Die anderen Kinder auf dem Spielplatz ärgern es damit, aber niemand hat ihm jemals erklärt, was es da eigentlich macht. Kein Wunder, daß das Stottern Kindern so unangenehm ist.

Es gibt zwei wichtige Dinge, die man beachten sollte, wenn man mit dem Kind über sein Stotterverhalten oder seine Unflüssigkeiten redet. Das eine ist, daß man in einer lockeren Art und Weise vorgehen muß. Die Therapeutin muß dem Kind zeigen, daß sie das Stottern nicht schockiert, und ihm zu verstehen geben, daß sie so etwas nicht zum ersten Mal sieht. Für manche Menschen ist das Sprechen eben schwieriger als für andere, und einigen Menschen macht es mehr Mühe, gut sprechen zu lernen, als anderen.

Zum anderen ist es sehr wichtig, daß die Therapeutin die Kunst beherrscht, die Unflüssigkeiten des Kindes zu demonstrieren, das heißt, daß sie diese in ihren eigenen Mund nehmen kann, ohne groß Aufhebens zu machen. Dies wird auf das Kind in mehrfacher Hinsicht positiv wirken. Es zeigt ihm, daß es nicht der einzige ist, der so spricht, wie es spricht. Es zeigt ihm, daß man absichtlich stottern kann, daß Stottern nicht unfreiwillig geschehen muß, daß Stottern kein Fluch und keine Krankheit ist.

In einer therapeutischen Atmosphäre, die vor allem gekennzeichnet ist durch die Ruhe und Aufrichtigkeit der Therapeutin, wird ihm allmählich klar, daß Stottern nicht etwas ist, vor dem man sich fürchten muß, und daß es nichts ist, dessen man sich schämen muß. Bis zu diesem Zeitpunkt dachte das Kind in der Regel, daß es vom Glück oder vom Zufall abhängt, ob man gut oder schlecht sprechen kann, und daß Stottern etwas Mysteriöses und Unannehmbares ist.

Überdies öffnet das Verhalten der Therapeutin, wenn es das Problem gleichzeitig direkt angeht und akzeptiert, die Tür zu Gefühlen, die vielleicht bis dahin unterdrückt wurden. Scham und Schuldgefühle werden leicht in einem jungen Stotterer erzeugt, wenn Stottern als etwas *Unaussprechliches* angesehen wird. Ebenso wie das Bettnässen ist es kein Gesprächsthema, das man in der Öffentlichkeit diskutiert. Wenn das Kind anfängt, sich zu schämen oder schuldig zu fühlen, und die Therapeutin das Stottern des Kindes gelegentlich in einer ruhigen Art und Weise in ihren eigenen Mund nimmt, trägt dies bei einem Kind, das anfängt sich zu schämen und schuldig zu fühlen, mit Sicherheit dazu bei, diese gefährlichen Gefühle zu überwinden.

Die differentialdiagnostische Beurteilung

Auch nach der Aufnahme eines Schülers in die Therapie fahre ich in der differentialdiagnostischen Beurteilung fort, da ich oft immer noch nicht sicher sein kann, ob er nun meine Hilfe braucht oder nicht. Wonach genau sucht man nun, wenn man feststellen will, ob ein Kind stottert oder normal-unflüssig spricht und ob sich sein Sprechen verbessert oder verschlechtert? Welche Hinweise gibt es, die es einem erleichtern zu entscheiden, ob man mit dem Kind intensiv in regelmäßigen Abständen arbeiten sollte? Es gibt sehr viele Hinweise in der Literatur, die einem helfen können, diese Entscheidung zu treffen, jedoch stellt jede Therapeutin nach einer gewissen Zeit ihre eigene Sammlung von Kriterien zusammen. Nach meiner Erfahrung ist die folgende Liste hilfreich:

Richtlinien zur Unterscheidung eines Stotterers von einem unflüssig sprechenden Kind

Sprechverhalten, das auf ein Risiko chronischen Stotterns hinweist:

1. Tremore im Gesicht, die durch übermäßige Spannung verursacht werden.
2. Vorsichtiges Sprechen
3. Sehr schnelles, fast zwanghaftes Sprechen
4. Zu lautes oder zu leises Sprechen
5. Anzeichen für Anstrengung und Anspannung während des Sprechens
6. Blockieren des Atemweges
7. Anstieg der Tonhöhe oder der Lautstärke bei Unflüssigkeiten
8. Begleitende Bewegungen bei Unflüssigkeiten
9. Anzeichen von Verlegenheit während des Sprechens
10. Ungleichmäßige Wiederholungen
11. Verwendung des neutralen Vokals in den Wiederholungen
12. Viele Wiederholungen (mehr als fünf Zyklen) innerhalb eines Wortes
13. Stehenbleiben inmitten eines Wortes, Abbruch und Neubeginn
14. Anzeichen für das Vermeiden von bestimmten Wörtern
15. Mehr als eine Unflüssigkeit pro Satz

Nichtverbales Verhalten, das auf ein Risiko chronischen Stotterns hinweist:

1. Schüchternheit, Wegschauen besonders während der Unflüssigkeiten
2. Schwaches Selbstbewußtsein
3. Andere nervöse Angewohnheiten, z.B. Nägelkauen, Bettnässen, Hyperaktivität
4. Schlechtes Gruppenverhalten
5. Hinweise für Depression und Traurigkeit
6. Angst und Besorgtheit

Dies bedeutet natürlich nicht, daß jedes schüchterne, unflüssig sprechende Kind ein Stotterer ist, aber wenn ein Kind eine große Anzahl dieser Verhaltensweisen zeigt, so sollte man sich kümmern. Solch eine Liste ist nur eines der Werkzeuge, die einem helfen, seine diagnostischen Beurteilungen zu machen. Anders als bei Erwachsenen ist es sehr schwierig, junge Stotterer zu kategorisieren, da ihr Stottern so unbeständig und unstet ist. Es ist sehr schwierig, Kriterien zu erstellen, und die meisten von uns haben es gelernt, sich auf ihre subjektiven Eindrücke zu verlassen. Die erfahrene Therapeutin stützt sich auf ihre früheren Erfahrungen, wenn sie eine Differentialdiagnose durchführt. An dieser Stelle muß ich sagen, daß ich nichts gegen objektive Tatsachen und genaue Beobachtung habe, aber manchmal ist es schwierig, Entscheidungen bezüglich des jungen Stotterers nur auf der Basis von Kriterien aus Lehrbüchern zu treffen. Eine gute Therapeutin sollte ihren Gefühlen ebenso vertrauen wie objektiven Beobachtungen. Natürlich sollte jede Entscheidung, die nur auf subjektiven Ansichten beruht, immer wieder in Frage gestellt werden, und jede derartige Entscheidung muß immer wieder überprüft werden und änderbar sein.

Beobachtung von verschiedenen Sprechsituationen

Bevor man beurteilt, ob das Kind stottert, ist es auch angebracht, das Kind in möglichst vielen verschiedenen Situationen beim Sprechen zu beobachten. Ich habe zum Beispiel vor der Tür oder aus einer Ecke des Raumes zugehört, wenn einer meiner Patienten am Show-and-Tell-Spiel in der Klasse teilnahm, und ich habe immer viel dadurch gelernt, daß ich das Kind beim Spielen in der Pause beobachtet habe. Obwohl es wichtig ist, in der Pause mit den Lehrern zu sprechen, ist es auch empfehlenswert, etwas Zeit damit zu verbringen, den Patienten auf dem Spielplatz zu beobachten. Das kann man manchmal sogar aus einem Fenster der Schule heraus tun, während man eine wohlverdiente Tasse Kaffee trinkt. Obwohl man dann das Kind vielleicht nicht sprechen hören kann, so kann man doch sehen, wie es mit anderen Menschen umgeht. Ist es ein Anführer oder ein Mitläufer? Ist es ein echter Teil der Gruppe oder eher das fünfte Rad am Wagen? Bleibt es immer in der Nähe des aufsichtführenden Lehrers oder spielt es mit jüngeren Kindern? Was für Persönlichkeiten sind seine besten Spielkameraden? Um mehr spezifische Informationen über sein Sprechen zu erhalten, wage ich mich auch direkt auf den Spielplatz. Ich begleite den aufsichtführenden Lehrer dorthin oder ich gehe so nahe an die Spielkameraden meines Patienten heran, daß ich sie hören kann. In den meisten Fällen scheinen die Kinder meine Anwesenheit schnell zu vergessen. Wenn sie jedoch fragen, warum ich da bin, antworte ich, daß ich sehen möchte, wie sie spielen, und daß ich auch ein bißchen frische Luft brauche. Das stellen sie nicht in Frage und kehren rasch zu ihrem Spiel zurück. Manchmal habe ich mich fast unsichtbar gefühlt, da die Kinder mit einer solchen Intensität und Konzentration spielten, daß sie überhaupt keine Notiz von mir nahmen. Auf diese Weise habe ich oft eine gute Vorstellung davon gewinnen können, wie das Sprechen meines Patienten ist, wenn er mit seinen Kameraden spielt.

Es ist auch sinnvoll, das Kind zu beobachten, wenn es mit dem Lehrer spricht. Ich frage zunächst den Lehrer, ob er mir dabei helfen kann, und gehe dann durch die Klasse und frage die anderen Kinder, an welchen Projekten sie gerade arbeiten. Wenn ich dann nahe genug an meinem Patienten bin, um ihn zu hören, geht der Lehrer zu ihm und unterhält sich mit ihm. Er kann ihn zum Beispiel etwas zu dem Bild fragen, das er gerade malt. Obwohl es so aussieht, als ob ich mit einem anderen Kind spreche, höre ich doch mit einem Ohr meinem Patienten zu. Ich habe solche Konstellationen auch schon arrangiert, um zu beobachten, wie das Kind mit dem Hausmeister, dem Schulleiter oder seinen Eltern spricht. Solche und andere Beobachtungen können von Zeit zu Zeit ohne große Probleme arrangiert werden. Allzu oft wird bei der Einschätzung des Sprechens nur sein Verhalten im Behandlungsraum berücksichtigt, und dies kann von Situation zu Situation sehr unterschiedlich sein. In je mehr Situationen man das Kind beobachten kann, desto besser kann man seine Lage einschätzen und desto besser kann man ihm helfen.

Man muß auch herausfinden, wie das Kind spricht, wenn es verschiedene Arten der Kommunikation benutzt. Man neigt als Therapeut leicht dazu, sich lediglich mit dem Kind zu unterhalten. Obwohl dies manchmal durchaus sinnvoll ist, gibt es uns doch meist nicht genug Informationen über das Sprechen des Kindes. Vielleicht spricht es in einer Art der Kommunikation flüssig und in anderen nicht. Man kann das Kind beispielsweise auffordern, alle Dinge im Raum genau zu beschreiben (Beschreibung). Man kann sich sein Lieblingsspiel erklären lassen (Erklärung). Man kann auch das Simon-Says-Spiel spielen, in dem das Kind einen durch den Raum kommandieren muß (Befehlssprache). Es kann mir auch erzählen, ob es etwas gibt, was seine Freunde oder seine Familie tun, das ihn wütend macht oder ihm Angst einjagt (emotionale Mitteilung). Ich frage das Kind zum Beispiel auch, was es tun würde, wenn es drei Wünsche frei hätte, und kann dann sein Sprechen bei der Formulierung von Gedanken beobachten.

Diese und andere Arten der Kommunikation sind nicht nur die Grundlage für die umfassende Beurteilung des Sprechens, sondern auch für die Planung der Therapie. Wenn es zum Beispiel eine Art der Kommunikation gibt, die ihm besonders große Schwierigkeiten bereitet, dann kann man ein Programm zur Desensibilisierung planen, um ihm zu helfen. In jeder Sitzung versuchen wir das Kind diejenige Art der Kommunikation verwenden zu lassen, die einen Anstieg der Unflüssigkeiten bewirkt, aber wir werden uns an jedem Tag meist nur sehr kurz damit befassen. Ich versuche in jedem Fall zu verhindern, daß das Kind zuviel Frustration während dieses Desensibilisierungsprogramms empfindet. Wenn es anfängt mutlos zu werden und das Stottern sich verstärkt, dann wechseln wir das Thema. Ich lasse dann das Kind die Art der Kommunikation benutzen, mit der es am wenigsten Schwierigkeiten hat. Langsam kann man den jungen Stotterer dazu bringen, daß er die Art des Sprechens, die ihm vorher Schwierigkeiten bereitete, meistert.

Man könnte meinen, daß ich zuviel Zeit mit der Beobachtung und Beurteilung des Sprechens verbringe. Ich bin der Meinung, daß das nicht zutrifft. Diese Arbeit wird erfolgreicher und einfacher, wenn es einem gelingt, immer mehr beginnende Stotterer zu identifizieren und zu behandeln.

Man muß das Kind auch in kommunikativen Streßsituationen beobachten. Dadurch, daß man so tut, als ob man das Kind nicht versteht, läßt sich der Streß auf jedes gewünschte Niveau bringen. Das Gespräch kann zum Beispiel wie folgt ablaufen:

(Therapeutin) „Ich tue jetzt mal so, als ob ich nichts über Baseball wüßte. Deine Aufgabe ist jetzt, mir Baseball zu erklären."

(Kind) „Was willst du über Baseball wissen?"

(T) „Erzähl mir etwas über den Schlagmann."

(K) „Na ja, er geht zur *plate* und..."

„Du meinst also, da ist eine *plate*, wie der Teller, wenn du Mittag ißt?"

(K) „Nein, nein es ist die *home plate*. Es ist die *base*."

(T) „Na gut, und was ist eine *base*?"

(K) „Eine *base* ist etwas, auf dem man steht, und dann ist man sicher."

(T) „Oh, also geht man zur *home plate* und stellt sich drauf."

(K) „Nein, man stellt sich daneben mit einem *bat*."

(T) „Was ist ein *bat*'"

(K) „Etwas aus Holz."

(T) „Ach so, also wie ein Tennisschläger."

(K) „Nein, nein es ist rund."

(T) „Wieso, ein Tennisschläger ist doch auch rund."

(K) „Es ist aber eher länglich, wie ein Stock."

Solch eine Konfrontation ist für jedes Kind schwierig, und die meisten lassen sich durch solche Anforderungen schnell frustrieren. Ich möchte nun beobachten, welche Arten von Unflüssigkeiten entstehen, wenn das Kind unter einem solchen Druck steht. Verändern sich die Unflüssigkeiten irgendwie? Erkenne ich Anstrengungsverhalten und Anspannung, das mir vorher nicht aufgefallen war? Oder erhöht sich die Häufigkeit der Unflüssigkeiten, nicht aber ihre Schwere? In diesem Fall ist das Kind vielleicht gar kein Stotterer. Ich möchte an dieser Stelle allerdings davor warnen, daß man das Kind zu stark belastet oder sein gutes Verhältnis zur Therapeutin gefährdet. Einige Kinder lassen sich sehr schnell frustrieren und können nur wenig Toleranz für ihr Versagen aufbringen. Man muß sehr aufmerksam ihre Körpersprache, die Qualität ihrer Stimme und ihre Sprechflüssigkeit beobachten. Eine gute Therapeutin wird natürlich ständig versuchen, jede Änderungen in der Stimmungslage des Patienten zu verfolgen, und wenn sie dies tut, wird sie wissen, wann sie aufhören muß.

Rollenspiele sind eine weitere gute Möglichkeit, um künstlich kommunikativen Streß herzustellen. Kinder mögen Rollenspiele. Ich spiele zum Beispiel die Rolle eines ungeduldigen Kassierers bei McDonald's, der will, daß der Patient möglichst schnell bestellt, oder die eines mürrischen Schulleiters oder Polizisten. Wir können auch die Rollen tauschen. Es gibt viele Möglichkeiten, kommunikativen Druck auf das Kind auszuüben. Meine Absichten sind dabei redlich und ich lasse es niemals dazu kommen, daß ein bestimmtes Maß an Frustration überschritten wird. Wichtig ist, daß man auf irgendeine Weise die notwendige Information bekommt. Wenn ich erst einmal einen Eindruck von seinem Sprechverhalten unter Streß gewonnen habe, dann gibt es keinen Grund, solche Streßinterviews fortzusetzen. Allerdings werde ich zu einem späteren Zeitpunkt in der Therapie wieder ähnliche Aktivitäten benutzen, um das Kind gegen die kommunikativen Belastungen abzuhärten, die ihm Schwierigkeiten bereiten.

Direkte Konfrontation als diagnostische Hilfe

Manchmal konfrontiere ich das Kind ganz direkt, wenn ich meine Diagnose erstelle, und sage: „Ich bin der Sprachtherapeut hier an der Schule und ich helfe Kindern, die ein Problem mit dem Sprechen haben. Wie sieht es denn mit dir aus? Hast du manchmal Schwierigkeiten mit dem Sprechen?" Dabei ist es gut, wenn man dem Kind einige Beispiele für Artikulationsfehler, grammatikalische Fehler oder leichtes Stottern gibt. Ein Beispiel für leichtes Stottern ist etwa:

(T) „Nun gut, wie ist es zum Beispiel da-da-damit? Ist so etwas schon einmal bei dir vorgekommen? Es hört sich an wie ein spri-spri-springender Ball. Klingt das bei dir auch manchmal so?“

(K) „Ja, manchmal sage ich irgendwelche Wörter so.“

Überraschend oft erhält man auch die Antwort: „Ja, ich stottere beim Sprechen.“ Das heißt natürlich noch lange nicht, daß das Kind wirklich ein Stotterer ist. Vielleicht hat es nur einmal eine normale Unflüssigkeit gehabt, die dann jemand kritisiert hat. Auf jeden Fall muß man weiter forschen. (Wenn ich der Meinung bin, daß das Kind zu Unrecht kritisiert wurde, müssen wir sowohl dem Kind als auch den Eltern helfen und ihnen erklären, daß ein solches Verhalten durchaus normal ist und mit der Zeit verschwindet.) Man kann auch einige Wiederholungen, Dehnungen und Atemblockierungen zeigen und das Kind dann fragen, ob es schon einmal etwas Ähnliches gemacht hat. Oder ich sage: „Gut, Johnny, ich werde jetzt bei einigen Wörtern stottern und du sagst mir, ob du jemals ein Wort so gesagt hast.“ Ich zeige ihm dann einige Beispiele für Stottern und stottere dabei immer stärker. Auch dann, wenn das Kind wirklich stottert, wird sein Stottern nicht so schlimm sein wie unsere Beispiele, und wenn doch, dann wird das Kind es uns schon sagen.

Wenn ich nun ein Kind mehrere Sitzungen bei mir gehabt habe und mit seinen Eltern und Lehrern gesprochen habe, habe ich meist ein ganz gutes Bild sowohl vom beobachtbaren als auch vom verdeckten Teil des Sprechflüssigkeitsproblems dieses Kindes gewonnen. Ein Kind, das mit seiner Umwelt gut zurechtkommt und nur wenige leichte Unflüssigkeiten in seinem Sprechen hat, nehme ich meist nicht in Behandlung.

Dies sind also einige der Techniken, die man anwenden kann, um eine zuverlässigere Differentialdiagnose zu erhalten. Das Wichtigste sind nicht die Aktivitäten selbst, sondern die Überlegungen, auf denen sie beruhen. Die Aktivitäten dienen alle dazu, möglichst viele Informationen über das unflüssig sprechende

Kind zusammenzutragen. Das Ziel ist, in einer effizienten Art und Weise zu entscheiden, ob man ein Kind in Behandlung nehmen soll. Da wir alle gezwungen sind, diese Entscheidung unter Zeitdruck zu treffen, ohne daß man alle nötigen Informationen über das Kind hat, muß man nach besten Kräften versuchen, Irrtümer in der Beurteilung zu finden, und zwar besonders dann, wenn man sich entschieden hat, ein Kind nicht in Behandlung zu nehmen. Ich habe oft den Kontakt zum Lehrer des Kindes aufrecht erhalten, um zu erfahren, wie es mit der Sprechflüssigkeit des Kindes steht. Wenn man dann einmal unerwartet eine Freistunde hat, ist es sinnvoll, sich einige Minuten Zeit zu nehmen, um das Kind zu sehen oder seine Mutter anzurufen. Je mehr wir tun können, um die Richtigkeit unserer Entscheidung zu überprüfen, desto besser. Diese besondere Sorgfalt zahlt sich auf lange Sicht aus, da die Aussicht auf einen Behandlungserfolg umso besser ist, je früher das Stottern entdeckt wird.

Die indirekte Behandlung des beginnenden Stotterers

Nehmen wir an, daß das stotternde Kind sich beim Stottern nur wenig oder gar nicht anspannt oder anstrengt und daß es weder Scham noch Schuld oder Verlegenheit aufgrund seines Stotterns empfindet. Sein einziges Problem scheint darin zu liegen, daß es zu viele Flüssigkeitsfehler macht. Dieses Kind wäre der leichteste Stotterer, den ich in Therapie nehmen würde. Die meisten Therapeutinnen allerdings würden mit einem solchen Kind nie arbeiten. Therapeutinnen sagen oft: „Na ja, wissen sie, er ist so jung und stottert nur sehr leicht. Wenn wir ein oder zwei Jahre warten, wird er aus dem Stottern vielleicht herauswachsen."

Ich meine nicht, daß man warten sollte. Einerseits ist die Arbeit mit solchen leichten beginnenden Stotterern eine wahre

Freude, und andererseits reagiert ihr Stottern sehr schnell, wenn man es früh genug behandelt. Wir müssen das Wachstum des Stotterns verhindern und dürfen es nicht ignorieren. Wenn wir die Arbeit mit den beginnenden Stotterern vermeiden, kann es vorkommen, daß sie Jahre später wieder in Therapie kommen und diese viel schwieriger wird, weil sich die Problematik erheblich kompliziert hat. Lassen Sie uns diese Kinder frühzeitig behandeln!

Wenn man nun einen beginnenden Stotterer in Behandlung nimmt, muß man immer darauf achten, daß man die Sitzungen locker und indirekt hält. Wenn man dies tut, ist die Wahrscheinlichkeit sehr gering, daß sich das Sprechen des Kindes verschlechtert. Wenn das Kind in die Vorklasse geht (am. *kindergarten*, Anm. d. Übers.) oder noch jünger ist, heißt das meistens, daß man die Spielsachen herausholt und das Kind während der Sitzung die meiste Zeit spielen läßt, wobei sich die gesamte Kommunikation aus dem Spiel heraus entwickelt. Während das Kind spielt, kann man viel über das Kind erfahren, indem man beobachtet, wie es sich in seiner eigenen Welt verhält.

Die meisten Kinder benutzen, wenn sie mit einem Erwachsenen sprechen, eine dem Erwachsenen angepaßte Art der Kommunikation und des Verhaltens. Sie kommentieren ihr Spiel in einer anderen Art. Ihre Sprache ist künstlich und unecht, manchmal sogar gestelzt, wenn sie mit Erwachsenen sprechen. Während des Spiels dagegen fühlt sich das Kind selbstsicher und frei, und das beeinflußt auch seine Art zu sprechen. Die Welt des Spiels ist seine Welt. Es wird mit sich selbst und anderen in zusammenhängenden Sätzen reden, statt mit den üblichen Ein-Wort-Antworten auf unsere Fragen zu reagieren. Alles, was viele unflüssig sprechende Kinder brauchen, um sich zu heilen, ist ein Bad in der kommunikativen Freiheit.

Umherreisende Therapeutinnen (die mehrere Schulen betreuen, Anm. d. Übers.) haben das Problem, daß sie nicht all die

Spielsachen, die sie gern mitnehmen würden, mit sich führen können, es sei denn sie haben einen Kleinbus zur Verfügung. Es ist aber ratsam, wenigstens ein paar Bücher, die für unterschiedliche Altersgruppen geeignet sind, einige Bauernhof- oder Zootiere und einige Spielzeugautos und -laster mitzunehmen. Alle Schultherapeuten haben Tragetaschen voll mit interessantem Krimskrams, jedoch sollten die ausgewählten Spielsachen immer solche sein, die das Kind zum Sprechen animieren.

Wie kann man nun anfangen, mit einem beginnenden Stotterer zu arbeiten, der sich im unteren Bereich der Schwereskala befindet? Lassen Sie uns einige Dinge betrachten, die in der ersten Sitzung geschehen könnten.

(T) „Ah, hallo Johnny, erinnerst du dich an mich? Ich bin neulich gekommen, um mit dir zu reden. (Das Kind nickt.) Heute werden wir uns einmal die Sachen in meinem Koffer ansehen. Hier in diesem Koffer." (Die Therapeutin stellt ihren Koffer auf den Tisch oder den Fußboden.)

Wenn man einen Tisch benutzt, muß man bei der Wahl der Stühle aufpassen. Es ist besser, dem Kind den größeren Stuhl zu geben und selber den kleineren zu nehmen, wenn zwei verschiedene Größen vorhanden sind. Dies erleichtert dem Kind, mit den Gegenständen auf dem Tisch zu hantieren, und verhindert, daß man selbst größer ist als das Kind. Es ist gut für das Kind, wenn seine Augen auf der gleichen Höhe sind wie die der Therapeutin. Zu oft werden Kinder dazu gezwungen, zu den Erwachsenen aufzuschauen. Man muß sich geradezu wundern, warum nicht mehr Kinder mit einem krummen Hals aufwachsen.

(T) „Weißt du, wie man ihn öffnet? (Das Kind fängt an, an den Verschlüssen zu drücken, um den Koffer aufzubekommen. Manchmal muß ich helfen, aber ich tue es niemals für das

Kind. Ich möchte, daß es sofort ein Erfolgserlebnis hat.) Sehr gut! Du hast es geschafft! Manchen Kindern muß ich dabei helfen, und die sind manchmal älter als du. Jetzt kannst du reinschauen und sehen, womit du heute gerne spielen willst."

(K) „Hey, was ist das denn? Kann ich mir die mal ansehen?"

(T) „Okay. Mal sehen. Was möchtest du?" (Das Kind kippt die Tasche mit Tieren und Autos auf dem Tisch aus.)

(K) „Ich hab ge-ge-genauso ein Auto zu Hause."

(T) „Du hast genauso ein grünes zu Hause?"

(K) „Un-un-und sieh mal, da ist ein Lllöwe."

(T) „Das stimmt, da ist ein Löwe. Was haben wir denn noch hier? (Ich zeige auf einige Tiere.) Was ist mit diesem hier?"

(K) „A-a-ein Tiger."

(T) „Ein Tiger. Das stimmt." (Das Kind fängt dann meistens an, noch mehr Tiere zu benennen.)

In diesem einfachen Austausch versuche ich mehrere Dinge gleichzeitig zu tun. Ich möchte meine Wärme und mein echtes Interesse zeigen und allmählich die tolerante Bindung herstellen, die bei den beginnenden Stotterern so wichtig ist. Der Ton der Therapeutin sollte zu dieser Zeit locker, warm und entspannt sein, um nach Möglichkeit eine ruhige Atmosphäre herzustellen. Weil ich dem Kind soviel Freiheit wie möglich geben will, lasse ich es den Verlauf der Sitzung selber bestimmen. Es kann bestimmen, was und wie es spielen will. Meine Aufgabe ist es nur, die Aktivitäten in bestimmten Grenzen zu halten. Ich versuche, ihm das Sprechen angenehm zu machen, wobei ich ihm gute Sprechvorbilder gebe. Ich versuche deswegen, einfach und langsam, aber immer noch natürlich zu sprechen. Ich weiß, daß mein Sprechvorbild, wenn es zu schwierig ist, nur wenig Wirkung zeigt. Von Zeit zu Zeit ist es sinnvoll, selber kleine Wiederholungen oder andere leichte Flüssigkeitsfehler in das eigene Sprechen einzubauen. Das bedeutet natürlich nicht, daß die Therapeutin wie ein Kind reden soll, denn diesen Betrug würden die Kinder sofort bemerken. Nein, ich versuche immer, in meiner natürlichen Art als Erwachsener zu sprechen, allerdings etwas einfacher und ohne Eile. Und so geht die Sitzung weiter:

(K) „Oh, sieh mal, da ist ein A-a-a-alligator."

(T) „Das stimmt, ein A-alligator. Wo lebt denn so ein Tier?"

(K) „Am-am-am Wasser."

(T) „Richtig, er mag das Wasser, genauso wie wir."

Es ist wichtig, daß die Therapeutin ab und zu sowohl die Sprache des Kindes reflektiert als auch bessere Sprechvorbilder anbietet. Dies bewirkt eine ganze Reihe positiver Dinge. Es zeigt dem Kind, daß man seine Botschaft verstanden hat, daß man an dem interessiert ist, was das Kind sagt, und daß man wegen des Stotterns, das vielleicht vorgekommen ist, nicht besorgt ist. Das bedeutet natürlich nicht, daß man alles, was das Kind sagt, mechanisch nachplappern sollte. Das wäre albern, und das Kind würde es bald bemerken. Statt dessen versuche ich, den Inhalt dessen, was das Kind gesagt hat, in meinen eigenen Worten zu wiederholen. Das ist etwas, was man auch oft macht, wenn man sich unter erwachsenen Freunden unterhält. Wie oft hören wir nicht genau diese Art von Gespräch im Alltag? „Ich hab gestern einen ganz tollen Film gesehen." „Du warst im Kino?" „Ja, wir haben uns *Krieg der Sterne* angesehen." „*Krieg der Sterne,* ja über den hab ich viel gehört. Ist er denn so gut, wie alle sagen?" „Gut? Ich weiß nicht. Es war etwas verrückt." „Richtig verrückt?" usw. usw. Dieses Wiederholen ist nur eine nette Art, miteinander zu reden. Ein weiterer Vorzug dieses Echogesprächs oder Reflektierens ist, daß es das Kind ermutigt, weiter zu erzählen. Das Kind wird nicht nur gerne erzählen, es wird normalerweise sogar das

Gespräch dominieren. Das ist viel besser, als daß man das Kind immer nur Fragen beantworten läßt. Jedes Kind ist viel freier und spontaner, wenn es nicht unter dem Druck eines Kreuzverhörs steht. Fragen beinhalten meist zu viele Forderungen. Wir gehen sparsam mit Fragen um.

Die Modellierung von leichteren Formen des Stotterns

In diesem Echogespräch oder diesen Reflektierungen biete ich dem Kind ab und zu Formen des Stotterns an, die besser sind als jene, die es selber produziert. Wenn möglich versuche ich, die Erinnerung an die Abnormität der gestotterten Wörter auszulöschen. Wenn ein Kind *A-a-a-alligator* sagt, dann wird eine Spur dieser Unflüssigkeit im Gehirn gespeichert und man sollte versuchen, die Auswirkungen dieses Eintrags zu reduzieren. Wenn das Kind mich das Wort, bei dem es gestottert hat, flüssig oder etwas weniger stotternd sagen hört, so sollte dies helfen, die schlechten Auswirkungen dieses Stotterereignisses zu verringern. Auf diese Weise wird das Kind korrigiert, ohne es zu bemerken. Für das Kind wirkt dieses Gespräch sogar angenehm. Wie verschieden ist diese Art doch von der Art von Verbesserungen, die das Kind von seinen Eltern und Klassenkameraden erfährt! Die meisten kleinen stotternden Kinder fürchten und hassen die andauernden Verbesserungen, die sie ertragen müssen. Sag's noch mal richtig! Sag's noch mal richtig! Sprich langsamer! Hör auf zu stottern!

Darüber hinaus fordern die meisten Leute, die ein stotterndes Kind verbessern, daß es das Wort genauso ausspricht wie sie, d. h. völlig flüssig. Manchmal kann es dies einfach nicht, und dann wird es sich seiner Schwierigkeiten bewußt. Statt dessen benutze ich eine oder zwei leichte und lockere Wiederholungen bei dem Wort, an dem das Kind sehr viel schwerer gestottert hat.

Der Grund dafür ist, daß man sofort Modelle weniger abnormen Stotterns anbieten sollte. Die Entwicklung des Stotterns kann umgekehrt werden, und es ist von größter Bedeutung, daß das Kind früh lernt, auf Unflüssigkeiten nicht mit Krafteinsatz und Anstrengung zu reagieren. Ich fordere das Kind nicht auf, sofort vollkommen flüssig zu sprechen, und versuche auch nicht, es ihm beizubringen. Ich weiß, daß das unvernünftig wäre. Mein Ziel ist statt dessen, das Stottern leichter zu machen. Ich habe immer und immer wieder beobachten können, daß das Stottern, wenn es erst einmal begonnen hat leichter zu werden, schließlich verschwindet.

Die Verminderung der Schwere eines gestotterten Wortes ist wichtiger als die Reduzierung der Häufigkeit des Stotterns. Ein schweres Stotterereignis kann traumatischer sein als viele kleine Unflüssigkeiten. Ein Kind wird schnell von Gefühlen der Angst, Hilflosigkeit oder Verlegenheit überwältigt, wenn es bei einem Wort hängenbleibt ohne vorwärts zu kommen. Man muß alles tun, um die Schwere dieser Stotterereignisse zu vermindern, damit diese negativen Gefühle gar nicht erst entstehen können. Wenn man die Schwere des Stotterns reduziert, dann vermindert man auch die Frustration und Angst, die andernfalls noch mehr Stottern hervorrufen. Lassen Sie uns den Teufelskreis so früh wie möglich durchbrechen und umkehren.

Als nächstes zeige ich dem beginnenden Stotterer, wie er besser auf die Unterbrechungen in seinem Sprechen reagieren kann, indem ich demonstriere, wie gelassen ich meine eigenen Unflüssigkeiten hinnehme. Ich zeige ihm, daß ich diese Unflüssigkeiten machen kann, ohne mich darüber aufzuregen. Ich übertreibe es natürlich nicht. Oftmals baue ich leichtes Stottern nur ein- oder zweimal während einer Sitzung in mein Sprechen ein, und ein anderes Mal ist es nützlich, das Wort, bei dem das Kind gestottert hat, flüssig auszusprechen. Ich versuche, die Sache locker und natürlich zu machen.

Der zwanghafte Sprecher

Ein weiterer Grund für das Reflektieren der Sprache des Kindes ist der, daß es das Kind daran hindert, das Gespräch vollständig an sich zu reißen. Ich habe schon Kinder beobachtet, die, wenn sie einmal angefangen hatten zu reden, nicht mehr aufhören konnten. Dabei reihte sich zwanghaft ein Stotterereignis an das andere und bildete eine Flut stockenden Sprechens. Es gibt viele mögliche Erklärungen für diese Zwanghaftigkeit. Vielleicht hat das Kind eine echte Angst davor, unterbrochen zu werden, und versucht deswegen, so lange wie möglich zu reden. Es mag sein, daß es diesen Wortschwall als Strategie benutzt, um sein Umfeld zu dominieren, besonders seinen Sprechlehrer. Oder es ist die Angst davor, neu anzusetzen, oder der Versuch, sich selber davon zu überzeugen, daß es doch flüssig sprechen kann. Bei den meisten Kindern passiert das Stottern am Anfang eines Satzes und so versuchen sie, ohne Punkt und Komma zu reden. Dieses zwanghafte Reden als Reaktion auf das Stottern ist gefährlich. Indem man wiederholt, was das Kind gerade gesagt hat, kann man es unterbrechen, ohne daß es frustriert wird.

Es gibt aber auch Kinder, die aufgrund eines Mangels an Kommunikation in der Schule oder zu Hause sich nach einer Chance zu reden sehnen, und vielleicht ist die Therapeutin die einzige Person, mit der sie reden können. Solch ein Kind kommt oftmals aus einer Familie mit älteren Geschwistern, die es selten zu Wort kommen lassen oder es dauernd unterbrechen oder korrigieren. Diesen nach Sprechen hungernden Kindern gebe ich möglichst viele Gelegenheiten zu reden. Auch hier kann man die reflektierende Art zu sprechen anwenden, um das Gespräch zu steuern und um zu zeigen, daß man dem Kind zuhört und um dem Kind bessere Sprechvorbilder mit weniger oder gar keinem Stottern anzubieten.

Wenn ein stotterndes Kind auch ein zwanghaft schneller Sprecher ist, fordere ich es auf, mir etwas zu diktieren. Schon bald merkt das Kind, daß ich nicht so schnell schreiben kann wie es spricht, und das hilft ihm, langsamer zu werden. Solch eine Aktivität gibt mir auch eine gute Möglichkeit, für das Kind das zu wiederholen, was es mir gesagt hat, da ich ihm immer sage, was ich aufgeschrieben habe. Kinder lieben es Erwachsenen etwas zu diktieren. Sie fühlen sich dabei wichtig.

Die fortgesetzte Diagnose

In den ersten Sitzungen mag dieses Reflektieren die einzige Sache sein, die man äußerlich tut. Auf jeden Fall schafft es indirekt die Möglichkeit, die Beobachtungen zu machen, die nötig sind, um das Kind zu verstehen, und es gibt einem die Gelegenheit, die Art der Beziehung zum Kind aufzubauen, die für eine jede gute Therapie nötig ist. Bei unseren Beobachtungen sollten wir auf viele Dinge achten, sowohl emotionale als auch physische. Ich möchte gar nicht erst versuchen, hier alle zu nennen, da jede Therapeutin ihren eigenen Satz von Fragen hat, die das Kind betreffen, das sie gerade behandelt. Einige Fragen, die man in Betracht ziehen sollte, sind die folgenden:

1. Wie stark ist sein Selbstbewußtsein?
2. Wie sieht es seine Rolle in der Familie?
3. Wie verhält es sich gegenüber anderen Kindern?
4. Ist es aggressiv oder ein Einzelgänger?
5. Ist es entschlossen, trotz seines Stotterns zu sprechen?
6. Wie bewußt scheint es sich über sein Stottern zu sein?
7. Versucht es manchmal, ein gefürchtetes Wort zu vermeiden oder durch ein anderes zu ersetzen?
8. Bedeckt es manchmal seinen Mund,, wenn es stottert?
9. Benutzt es manchmal eine Mitbewegung,, um ein Wort herauszubekommen?
10. Gibt es Laute oder Worte, die ihm Schwierigkeiten bereiten?

11. Tritt das Stottern meistens am Anfang einer Äußerung auf?
12. Tritt das Stottern meistens beim ersten Laut oder bei der ersten Silbe auf?
13. Wieviel Angst und Verlegenheit zeigt es, wenn es redet?

Natürlich gibt es in diesem Zusammenhang noch weitere Beobachtungen, die von Bedeutung sein können.

In dieser Zeit ist es wichtig, eine Bandaufnahme des Kindes zu machen, um diese später dazu zu benutzen, die besondere Art des Stotterns, die das Kind benutzt, und seine gesamte Sprechweise zu üben. Man muß die Kunst beherrschen, das Stottern des Kindes mit großer Genauigkeit nachzumachen. Viele Therapeutinnen versäumen es, dies zu tun, obwohl es wohl der beste Weg ist, um Stottern zu verstehen, und zwar nicht nur grundsätzlich, sondern genau die Schwierigkeit des Kindes, das man gerade behandelt. Es scheint, als ob es eine besondere Art des einfühlsamen Verständnisses gibt, das man hervorrufen kann, wenn man das Stottern des Kindes in seinem eigenen Mund fühlt. Das ist dasselbe, was bei Schauspielern passiert, wenn sie, nachdem sie sich den Text eingeprägt haben, ein Kostüm anziehen und es so aussieht, als ob sie für kurze Zeit zu der Person werden, die sie darstellen. Man kann das Kind weder verstehen noch ihm dabei helfen, zu einer besseren Art des Sprechens zu finden, wenn man das Stottern des Kindes nicht wirklich selber erlebt hat. Außerdem kann man die Aufnahme später dazu verwenden, den Fortschritt des Kindes abzuschätzen.

Der Beginn eines direkteren Vorgehens

Wann sollte man in der Konfrontation des Kindes mit dem Stottern direkter werden? Es gibt einige Indikatoren, die man genau untersuchen muß, bevor man eine direktere Annäherung wählt.

Fühlt sich das Kind wohl, wenn man mit ihm zusammen ist? Hat es angefangen, einen zu akzeptieren und einem zu trauen? Manchmal lassen sich diese Fragen schon nach der ersten Sitzung positiv beantworten, aber bei den meisten Kindern dauert es etwas länger. Wenn das Kind mir zeigt, daß es sich in meiner Anwesenheit wohlfühlt, dann kann ich locker und ruhig damit anfangen, dem Stottern selber entgegenzutreten. Im allgemeinen sollte man versuchen, geduldig zu sein. Die therapeutische Beziehung sollte niemals erzwungen werden. Wir gehen in die Konfrontation, berühren das Stottern und dann widmen wir uns wieder dem Spiel, um später dann wieder auf das Stottern zurückzukommen. Der folgende Auszug mag verdeutlichen, wie dies geschehen kann.

(T) „Jetzt werde ich mir dieses ro-ro-rrote Auto nehmen. Hey, da bin ich steckengeblieben, nicht wahr. Ich versuch's noch mal. Es ist ein ro-rrotes Auto. Da, das war schon viel leichter, aber laß es mich noch mal versuchen. Es ist ein rrotes Auto. Das ist besser. Beim erstenmal habe ich das mehrmals gemacht." (Die Therapeutin wendet sich dann wieder dem Spiel zu.)

In diesem kleinen Ausschnitt hat der Konfrontationsprozeß begonnen. Es wurde dem Kind gezeigt, daß es noch andere Menschen gibt, die ab und zu stottern, daß es mindestens einen Erwachsenen gibt, der ganz ohne Emotionen anhalten kann, beschreibt, was passiert ist, eine Korrektur macht und dann fortfährt. Kein Grund zur Aufregung! Die Entspanntheit, mit der die Kommentare gemacht werden, sind wichtiger als die Worte selbst. Wenn das Kind wirklich ein Stotterer ist, so ist es erleichtert, daß es herausgekommen ist, und dann kann es uns noch mehr Vertrauen schenken.

Die Simulation von Stotterereignissen gibt der Therapeutin überdies die Möglichkeit, die Reaktion des Stotterers zu beobachten. Bei manchen Kindern werden die Augen immer größer, wenn man es das erste Mal tut; andere fangen an nervös zu lachen. Manche sagen einem dann, daß man genauso gestottert hat, wie sie es auch manchmal tun. Andere versuchen sogar, einem dadurch zu helfen, daß sie das Wort sagen, wenn man es noch einmal versucht. Solche Reaktionen geben einem gute Hinweise darauf, wie das Kind über sein eigenes Stottern denkt. (Tatsächlich wissen die meisten Kinder, daß das, was sie beim Sprechen machen, *Stottern* ist, gleichgültig wie vorsichtig Menschen in ihrer Umgebung versucht haben, diese Bezeichnung nicht zu benutzen. Das gilt auch für diejenigen Kinder, bei denen die Eltern sagten, daß das Kind sich seines Stotterns vollkommen unbewußt ist. Das Kind weiß Bescheid! Man sollte nicht so tun, als sei mit seiner Sprechflüssigkeit alles in Ordnung, wenn das Kind in Wirklichkeit Probleme damit hat.)

Durch solche kleinen Konfrontationen ist nun das Fundament für zukünftige Untersuchungen des Stotterns meines Patienten geschaffen. Es geschieht sogar manchmal, daß das Kind sofortige Informationen über sein Stottern verlangt oder mich fragt, ob ich denn auch stottere. Wenn es das tut, kann man ruhig antworten: „Nun ja, gut, manchmal springt meine Stimme wie ein Ball bei einigen Wörtern, un-un-ungefähr so, genauso wie du es vorhin gemacht hast. Den meisten Menschen passiert das, den einen weniger und den anderen mehr. Dir scheint es manchmal öfter zu passieren als anderen Kindern." Es kommt vor, daß ein Kind mir dann erzählt, daß es ab und zu stottert oder wiederholt und daß seine Eltern dann immer wütend werden, und mich fragt, ob es nicht möglich sei, daß ich ihm helfe, dies nicht mehr zu tun. Auf solch eine direkte Frage kann man zum Beispiel antworten, „Ich sehe jeden Tag viele Kinder, die wiederholen, bei einem Wort steckenbleiben oder stottern. Da ich der Sprechlehrer bin, ist es meine Aufgabe, den Kindern beizubringen, wie man besser sprechen kann." Dies erscheint dem Kind einleuchtend und es fühlt sich auch sicherer. Natürlich sollte man zu einem späteren Zeitpunkt versuchen, mehr darüber zu erfahren, wie seine Eltern auf sein Stottern reagieren, aber fürs erste haben wir genug erfahren und sollten zu unserem Spiel und unserem Gespräch zurückkehren.

Ein weiteres wichtiges Ergebnis einer solchen Konfrontation ist, daß sie einem einige Hinweise gibt, wie schnell man in der Therapie voranschreiten kann. Die Reaktion des Kindes kann einem Hinweise darauf geben, ob man sich vorsichtig weiterbewegen sollte oder schnell vorgehen kann. Wenn man bereit ist, diese kleinen Begegnungen auszunutzen, und die Folgerungen aus den Signalen ziehen kann, die das Kind gibt, dann braucht man sich keine Sorgen zu machen, daß man das Sprechen des Kindes verschlechtern könnte. All das sollte uns nicht fremd sein. Man macht dasselbe bei der Diagnose von Artikulationsfehlern. Man muß immer versuchen einzuschätzen, wieviel ein Kind vertragen kann, so daß man es nicht überfordert.

Wenn das Kind erkennen läßt, daß es durch das Pseudostottern verwirrt oder aufgeregt wird, bedeutet das, daß man langsam vorgehen muß und sich große Mühe geben muß, um das Vertrauen und die Akzeptanz des Kindes zu erwerben. Trotzdem sollte man fortfahren, ab und zu leichtes Stottern in sein Sprechen einzubauen, ohne dies jedoch zu kommentieren. Das Kind wird sich daran gewöhnen, wenn man es ruhig und locker macht. Irgendwann wird es dann aufhören, emotional darauf zu reagieren. Wenn das Kind soweit ist, daß es vom Stottern der Therapeutin nicht mehr beunruhigt ist, dann kann man in der Therapie einen Schritt weiter gehen. Schließlich ist die Verminderung der negativen Gefühle, die das Stottern umgeben, eines der Ziele in der Behandlung aller Stotterer. Für junge Kinder scheint dieser Ansatz der beste zu sein.

Eine meiner Kolleginnen meinte, sie habe Schwierigkeiten, dieses leichte Pseudostottern in ihren eigenen Mund zu nehmen.

Sie fühle sich dabei immer unwohl und irgendwie wie ein Betrüger. Eines Tages jedoch machte sie eine wichtige Entdeckung, als sie eine Handpuppe benutzte. Sie konnte Charley, die Puppe, dazu bringen zu stottern! Sehr schnell lernte sie, wie man Charleys Mund bewegen mußte, damit es aussah, als ob die Puppe stottere. Der kleine stotternde Patient der Therapeutin war so beeindruckt von der Puppe, daß es der Therapeutin nicht nur möglich war, sie für den Zweck der Desensibilisierung zu benutzen, sondern auch dazu, eine schwächere Form des Stotterns zu demonstrieren.

Wenn sich das Kind nun an mein gelegentliches leichtes Stottern gewöhnt hat, versuche ich, es immer mehr davon in meine Demonstrationen einzubeziehen. Man kann zum Beispiel so vorgehen:

(T) „Ich werde mei-mei-mmmein... Huch! Da hab ich es schon wieder gemacht. Hast du das gehört?"
(K) „Ja, du hast ein wenig gestottert."
(T) „Bei was?"
(K) „Du hast bei *mein* gestottert."
(T) „Ich hab das Wort mein irgendwie lustig ausgesprochen, nicht wahr? Es hat sich etwa so angehört, wie *mei-mei-mmein*, oder nicht? Es ist wie ein Ba-ba-ball, der auf und ab springt, nicht wahr?" (Die Therapeutin tut so, als ob sie einen Ball auf und nieder springen läßt, als sie bei Ball stottert.) „Sagst du manchmal auch Wörter so, wie ein spri-spri-springender Ball? Oder bleibst du bei einem Laut, wie mmmmmmein, bei dem Wort *mein* hängen?"
(K) „Ja, mach ich manchmal. Meine Mutter sagt, daß ich das mache, weil ich versuche, zu schnell zu sprechen."

Die meisten Stotterer, gleich welchen Alters, geben normalerweise zu, daß sie diese leichten Formen des Stotterns haben, und tun sie dies, so ist der Weg zum Problem des Kindes frei. Manchen Therapeutinnen mag diese entspannte, aber offene Art, mit dem Stottern umzugehen, zu direkt erscheinen. Sie denken vielleicht, daß jegliche Konfrontation vermieden werden sollte, da dies nur dazu führt, daß das Kind sich immer mehr wie ein *Stotterer* fühlt. Das hat sich nach meiner Erfahrung nicht bewahrheitet. Normalerweise seufzen die Kinder erleichtert, wenn schließlich einmal jemand mit ihnen über ihr Stottern reden will. Diese vorsichtige Konfrontation erleichtert es ihnen, ihr Stottern als Problem anzusehen und nicht als mysteriösen Fluch.

Ich möchte betonen, daß ich diese Sache nicht allzu besessen verfolge. Es reicht, wenn das Eis gebrochen und die richtige Wirkung erzielt wurde. Ein scheinbar unwichtiger Vorfall hat den Weg frei gemacht für den zukünftigen Fortschritt in der Behandlung.

Wie ich schon sagte, sprechen die meisten Kinder, auch die ganz jungen, von ihren Unflüssigkeiten als Stottern und manchmal sogar von einigen Unflüssigkeiten, die gar kein Stottern sind. Obwohl man der Tatsache, daß sie dieses Wort benutzen, nicht allzu viel Bedeutung beimessen sollte, trägt diese Bezeichnung doch nur wenig dazu bei, das Verhalten objektiv zu beschreiben. Für die meisten Kinder ist das Wort Stottern mit Emotionen und Furcht behaftet, und daher ziehe ich es vor, die Unflüssigkeiten mit den Worten zu benennen, die beschreiben, was tatsächlich passiert. Wenn das Kind etwas wiederholt, dann rede ich von *springen* (engl. *bounce.* Leider gibt es im Deutschen keine ähnlich praktische Entsprechung, Anm. d. Übers.), weil es klingt wie ein Ball, der mehrmals den Boden berührt, und Kinder wissen, was *springen* in diesem Zusammenhang bedeutet.

Wenn das Kind einen Laut dehnt, dann nenne ich das Dehnung oder Hängenbleiben an einem Laut. Wenn der Atemfluß blockiert ist, dann kann man sagen, daß das Kind steckengeblieben ist. Dies sind alles relativ objektive Begriffe, die das Kind versteht. Dadurch, daß wir solche Bezeichnungen benutzen, tragen wir dazu bei, das emotionale Stigma, das mit dem Stottern verbunden ist, zu vermindern. Man sollte also versuchen zu beschreiben, was das Kind macht.

Sollte die Therapeutin nun die Wörter *Unflüssigkeit* oder *Nichtflüssigkeit* bei stotternden Kindern benutzen? Für die meisten Kinder sind diese Wörter bedeutungslos. Sie sind nicht in ihrem Wortschatz enthalten. Außerdem sind sie nicht objektiver als das Wort Stottern. Wenn man sie benutzt, läuft man Gefahr, daß das Kind einen verdächtigt, daß man das Problem verdecken will und daß man nicht bereit ist, sich der Sache zu stellen. Das Kind will nicht, daß wir es beschützen; es verlangt nach unserer Hilfe! Viele Erwachsene haben um den verbalen heißen Brei herumgeredet und dabei Begriffe wie *Sprachfehler, Sprachproblem, Sprechflüssigkeitsproblem* oder Es benutzt. Für das Kind sind Wörter wie *Unflüssigkeit* oder *Nichtflüssigkeit* verniedlichende Ausdrücke. Das Kind hat das schlechte Gefühl, daß das echte, das richtige Wort *Stottern* heißt und daß dieses Wort so schrecklich ist, daß die meisten Menschen sich nicht trauen, es zu benutzen. Jedes Kind in der *Rotkehlchen-Lesegruppe* weiß ganz genau, daß *Rotkehlchen* bedeutet, daß es nicht gut lesen kann.

Lassen Sie uns nun zu der Therapiesitzung zurückkehren und sehen, was passiert, wenn das Kind so geantwortet hätte:

T) „Sagst du manchmal auch Wörter so wie ein spri-spri-springender Ball?“

(K) „Nein, mein kleiner Bruder, der ist ein Baby, der stottert vielleicht manchmal, aber ich tue das nie.“ (Diese Reaktion ist ungewöhnlich, aber wir müssen von den Stotterern lernen, immer auf das Unerwartete gefaßt zu sein. Eine passende Antwort auf sein Leugnen kann zum Beispiel so aussehen:)

(T) „So, dein kleiner Bruder springt also bei manchen Wörtern. Ich tue das auch manchmal, wie die meisten Menschen.“

Man erreicht nichts dadurch, daß man sich mit dem Kind streitet. Man sollte mit ihm einfach verständnisvoll weitermachen. Entweder ist sich das Kind seiner Unflüssigkeiten wirklich nicht bewußt, oder (und das trifft wahrscheinlich häufiger zu) es schämt sich und ist noch nicht bereit, seine Unflüssigkeiten zuzugeben. Auch wenn es in Wirklichkeit keinen jüngeren Bruder hat, kann man das Kind doch fragen, wie es sich anhört, wenn der kleine Bruder stottert, und was seine Eltern dem echten oder imaginären Bruder sagen, was er dagegen tun soll. Es kann allerdings auch ratsam sein, das Kind auf eine seiner Wiederholungen hinzuweisen, nachdem es sie glattheraus geleugnet hat. Wenn das Kind einem jemals vertrauen soll, so muß es erkennen, daß man aufrichtig ist. Es könnte zum Beispiel folgendes sagen, wenn wir zu unserem verbalen und nonverbalen Spiel zurückkehren:

(K) „Gib mir mal den Ti-ti-tiger."
(T) „Mir scheint, daß ich dich gerade bei dem Wort *Tiger* habe springen hören. Hast du nicht *Ti-ti-tiger* gesagt? Manchmal springst du bei Wörtern, ge-genauso wie ich."
(K) „Ja, manchmal, aber nicht sehr doll." (Dann kehren wir zu unserem Spiel zurück).

So wird eine Konfrontation sogar bei Kindern, die ihr Stottern leugnen, auf eine lockere, unbedrohliche Art erreicht. Es ist der Therapeutin dann möglich, beschreibend über das Sprechverhalten des Kindes zu reden, ohne daß sie befürchten muß, daß das Kind nicht weiß, worüber sie spricht. Man kann dann auch hoffen, daß das Kind anfängt zu verstehen, daß das Stottern beim Sprechen mit der Therapeutin nichts Schlimmes ist, daß man darüber sprechen darf und daß das Stottern keine Bedrohung darstellt.

Die Stärkung des flüssigen Sprechens

Ein weiteres Ziel ist es, diesen beginnenden Stotterern zu zeigen, wie flüssig sie die meiste Zeit sprechen. Warum soll man sich immer nur mit dem Stottern des Kindes befassen? Es hat auch einen wesentlichen Anteil an flüssigem Sprechen, und sicherlich sollten wir versuchen, diesen zu verstärken. Wenn es einem gelungen ist, die Angst und Scham des Kindes abzuschwächen, und man außerdem die Flüssigkeit verstärken kann, dann wird diese schließlich die Oberhand über das Stottern gewinnen. Aber wie fördert man die Sprechflüssigkeit des Kindes, ohne ihm das Gefühl zu geben, daß flüssig sprechen gut und unflüssig sprechen schlecht ist? Ich bin der Ansicht, daß es durchaus möglich ist, die Flüssigkeit zu verstärken, ohne sie zu loben oder das Stottern zu verdammen.

Als erstes muß man dem Kind bewußt machen, daß es auch flüssig spricht. Ungefähr auf dieselbe Art, auf die man einen Teil der Aufmerksamkeit auf das Stottern gelenkt hat, sollten wir jetzt einen Teil der Aufmerksamkeit auf das flüssige Sprechen lenken. Man kann dies zum Beispiel folgendermaßen machen:

(T) „Okay, laß uns ein wenig arbeiten. Ich behalte jetzt erstmal all die Spielsachen hier. (Die Therapeutin legt alle Spielsachen auf einen Haufen direkt neben sich.) Jetzt wollen wir einmal sehen, ob du alles genauso wie ich sagen kannst. *Das Auto ist rot.*"

(K) „Es ist rot."

(T) „Das hab ich nicht gesagt. Hör noch mal zu. *Das Auto ist rot.* Kannst du das sagen?"

(K) „Das Auto ist rot."

(T) „Richtig. *Das Auto ist rot.* Bist Du bei einem dieser Wörter hängengeblieben?"

(K) „Nein." (Die Therapeutin legt das Auto auf die Seite des Kindes.)

(T) „Jetzt sag mal: *Das Känguruh hat einen langen Schwanz.*"
(K) *„Das Känguruh hat einen langen Schwanz."*
(T) „Sag es noch einmal, aber halte dabei deine Hand über deinen Mund, damit du fühlen kannst, wie du es gesagt hast. Du sollst deine Lippen, deinen Kiefer und deine Zunge fühlen. (Das Kind tut dies und die Therapeutin stellt das Känguruh neben das Kind.) Wie wär's jetzt mit diesem hier? Sag mal: *Der Elefant hat einen Rüssel,* schließ aber diesmal deine Augen und hör zu, wie du es sagst."
(K) *„D-d-der Elefant hat einen Rüssel."*
(T) „Hat sich das jetzt irgendwo wie eine Wiederholung angehört?"
(K) „Ja. Ich hab *d-d-der* gesagt."
(T) „Ja, ich dachte auch, ich hätte dich *d-d-der* Elefant sagen gehört. Wenn du es jetzt ohne Wiederholung aussprichst, wie würde es dann klingen?"
(K) *„Der Elefant hat einen Rüssel."*
(T) „Ja. Das klang viel glatter und fühlte sich wahrscheinlich auch glatt an."

Nach einigen Gesprächen dieser Art können die meisten Kinder ihre Sprechflüssigkeit selber relativ genau einschätzen, und natürlich wird ihr Haufen an Spielsachen viel größer als der der Therapeutin. Man kann seine milden Strafen, Vorenthaltungen und Belohnungen immer so planen, daß das Kind mehr Erfolg als Mißerfolg hat.

Ein anderes ähnliches Spiel heißt *Erwisch mich.* Erst gibt man einen Satz vor, den es wiederholen muß, und dann gibt das Kind der Therapeutin einen Satz vor, den diese wiederholen muß. Die Aufgabe des Kindes ist es, die Therapeutin zu erwischen, wenn sie unflüssig spricht. Kinder lieben dieses Spiel, da es nichts Schöneres für ein Kind gibt, als einen Erwachsenen zu verbessern. Das Spiel kann etwa folgendermaßen verlaufen:

(T) „Jetzt werden wir uns immer mit dem Sprechen abwechseln. (Die Therapeutin sammelt alle Spielsachen auf und legt sie neben sich auf einen Haufen.) Erzähl mir jetzt etwas über den Elefant."

(K) *„Der Elefant hat einen Rüssel."*

(T) „Bist du bei irgend einem dieser Wörter steckengeblieben?"

(K) „Nein." (Die Therapeutin legt den Elefanten neben das Kind.)

(T) „Jetzt bin ich dran. *Das Känguruh hat große Füße.* Bin ich da bei irgendeinem Wort hängengeblieben?"

(K) „Nein." (Die Therapeutin legt das Känguruh auf ihre Seite.)

(T) „Wie ist es mit diesem hier?"

(K) *„Das Krokodil hat scharfe Zähne."*

(T) „Nicht hängengeblieben. Ich bin dran. *Das Auto i-i-ist grün.* Bin ich hängengeblieben?"

(K) „Nein."

(T) „Ha, jetzt bist du aber reingefallen. Ich hab *Das Auto i-i-ist grün* gesagt, und du hast es nicht bemerkt." (Die Therapeutin legt das Auto auf seinen Haufen. Das Kind sagt einen weiteren flüssigen Satz und nun ist die Therapeutin wieder an der Reihe.) *„Die Giraffe hat einen la-la-langen Hals."*

(K) „Ha, jetzt hast du aber gestottert."

(T) „Bei welchem Wort denn."

(K) „Bei *langen Hals.*"

T) „Das stimmt. Diesmal hast du mich erwischt. Das heißt, daß du die Giraffe bekommst." (Das Kind lacht an dieser Stelle vor Freude.)

(K) „Weißt du was? Jetzt hab ich mehr als du."

(T) „Wieviele hast du denn?" (Das Kind zählt stolz, und wir machen weiter.)

(K) *„Der Löwe hat a-a-einen langen Schwanz."*

(T) „Diesmal hab ich dich erwischt. Du hast *Der Löwe hat a-a-einen langen Schwanz* gesagt. Ich hab gehört, daß du hängengeblieben bist. Also geht der Löwe an mich."

An dieser Stelle möchte ich bezüglich des Pseudostotterns, das die Therapeutin in diesen Desensibilisierungsaktivitäten benutzt, etwas zu bedenken geben. Als erstes sollte man bei Wiederholungen von Silben immer versuchen, den neutralen Vokal (Schwa-Vokal) zu vermeiden. Zum Beispiel muß man aufpassen, daß man bei seinen Wiederholungen *ro-ro-rotes Auto* und nicht *re-re-rotes Auto* sagt. Am Anfang macht einem dies vielleicht noch Schwierigkeiten, da der neutrale Vokal dazu neigt, sich unbemerkt einzuschleichen. Man sollte außerdem sicherstellen, daß die Wiederholungen gleichmäßig und spannungsfrei sind. Man sollte nicht Stottern mit Anstrengungsverhalten zeigen, sondern eher eine leichte entspannte Art des Stotterns. Man sollte keine Vorbilder schwereren Stotterns, sondern leichteren Stotterns schaffen.

Die oben genannten Aktivitäten haben wahrscheinlich mehrere günstige Wirkungen: (1) Man hat dem Kind ganz konkret gezeigt, daß es über eine gute Sprechflüssigkeit verfügt und daß es diese auch wahrnehmen kann. (2) Es ist seinem Stottern in Gegenwart einer Therapeutin entgegengetreten, die verständnisvoll und tolerant ist. (3) Die negativen Gefühle, die mit dem Stottern einhergehen, wurden durch unsere Spiele vermindert. (4) Und das Kind hat die Möglichkeit gehabt, der Welt etwas 'heimzuzahlen', indem es eine Erwachsene korrigieren darf, die gelegentlich so tut, als ob sie stottert.

Ich möchte nicht nur erreichen, daß das Kind flüssig spricht, sondern ich möchte auch, daß es das flüssige Sprechen mit all seinen Sinnen fühlt. Ich lasse Kinder mit ihren Fingern an den Lippen sprechen, nur damit sie fühlen, wie ihre Lippen sich flüssig bewegen. Es hilft dem Kind, seine Kieferbewegungen zu fühlen, wenn es das Kinn mit der Hand abstützt. Ein Vergrößerungsspiegel, der auf seine Lippen gerichtet ist, gibt ihm eine visuelle Rückmeldung des flüssigen Sprechens. Viele Therapeutinnen glauben nicht so recht an diese Methode, da sie sich fragen, was passiert, wenn das Kind stottert und dann seine blockierten Lippen im Vergrößerungsspiegel sieht. Dies passiert nur sehr selten, da die visuelle Rückmeldung anscheinend die Sprechflüssigkeit fördert. Passiert es dennoch, so sollte man mit gelassener Neugier das Kind dazu auffordern, einem zu beschreiben, was es gesehen hat. Man kann es auch das Stotterereignis imitieren lassen, damit das Kind und die Therapeutin es genau betrachten können. Damit wird das Erlebnis versachlicht und die Angst und Bedrohlichkeit, die das Stottern normalerweise umgibt, vermindert. Man kann den Spiegel auch selber nehmen und das Stottern nachahmen, um dann mit dem Kind zusammen die Lippen zu beobachten und zu beschreiben, was dort vor sich geht.

Manche Therapeutinnen benutzen ein Stück Pappe, in das sie zwei Löcher für die Augen und eins für den Mund machen. Diese Pappe soll sich das Kind vor das Gesicht halten und dabei in einen Spiegel schauen. Sein Sichtfeld ist auf seinen Mund ausgerichtet, daß heißt, man benutzt die visuelle Rückmeldung.

Eine weitere einfache Methode, um die Sprechflüssigkeit eines Kindes zu verstärken, besteht darin, das Kind eine Sitzung verbal allein beherrschen zu lassen, wenn es bezüglich seines Sprechens einen guten Tag hat. Zu Beginn der Sitzung versuche ich, mir ein Bild von der Sprechflüssigkeit des Kindes an diesem Tag zu machen, da diese von Tag zu Tag sehr unterschiedlich sein kann. Ich habe schon Kinder gesehen, die am Montag in schlechter Laune zu einer Sitzung kamen und ziemlich häufig stotterten, am Dienstag aber in blendender Verfassung erschienen und kein sichtbares Zeichen von Stottern zeigten. Ich versuche diese Stimmungswechsel auszunutzen. Oftmals kommt ein Kind fröhlich und flüssig sprechend zu uns. Seine Welt ist vollkommen in Ordnung. In einer solchen Zeit lasse ich das Kind soviel wie möglich sprechen, um sein Bewußtsein mit flüssigem Sprechen zu überfluten. Flüssiges Sprechen scheint flüssiges Sprechen zu fördern. Normalerweise braucht ein Kind kaum Ermutigungen. Es will sprechen. Auf jeden Fall ist es die Aufgabe der Therapeutin, sich an solchen Tagen zurückzuhalten, um dem Kind freien Lauf zu lassen.

Wenn ein Kind allerdings einen schlechten Tag hat, dann beschäftigen wir uns am besten mit vielen nonverbalen Aktivitäten. Man kann zum Beispiel auf dem Boden sitzen und mit Spielsachen spielen und dadurch die Sitzung unstrukturiert und entspannt halten. Oder man kann ein Spiel spielen, das das Kind besonders gerne mag und das kein allzu kompliziertes Sprechen erfordert. Während etwa zwanzig Minuten versuche ich, ein wenig Ruhe und Freude in sein Leben zu bringen. Es kann sein, daß diese kleine Oase reicht, um seinen ganzen Tag zu verändern. Jeder von uns erwischt mal einen schlechten Tag, und es tut gut, wenn dann jemand da ist, der uns eine Extraportion Freundlichkeit und Rücksichtnahme entgegenbringt. Obwohl man den größten Teil der Sitzung unstrukturiert läßt, sollte man mindestens fünf Minuten mit Übungen verbringen, die das flüssige Sprechen fördern. Auch an seinen schlechten Tagen möchte ich erreichen, daß das Kind flüssiges Sprechen erlebt. Deswegen versuche ich, ihm dazu Gelegenheit zu geben, wenn es in Schwierigkeiten ist.

Natürlich wird es sich während der meisten Zeit irgendwo auf der Skala zwischen flüssigem und sehr unflüssigem Sprechen bewegen. Ich habe nur selten beobachtet, daß Kinder ihr Sprechverhalten während einer Sitzung radikal ändern und sehr viel mehr oder gar nicht mehr stottern. Wenn diese Veränderungen mitten in der Sitzung passieren, dann kann man sein Verhalten entsprechend anpassen.

Leider ignorieren oder bemerken viele von uns die Anzeichen für einen solchen Wandel nicht und fahren mit der anfangs geplanten Therapie fort. Dadurch, daß man immer auf die Verfassung des Kindes achtet, wenn es den Raum betritt, kann man seinen Bedürfnissen besser nachkommen.

Prosodie und Rhythmus sind oftmals bei diesen jungen Stotterern nicht ausreichend ausgebildet. Man kann sie zum Beispiel bei jeder Silbe auf den Tisch klopfen lassen, wenn sie Sätze bilden. Wenn sie einmal begriffen haben, wie es läuft, dann sprechen sie sehr flüssig und ihre Prosodie wird deutlich besser. Es klingt vielleicht anfangs etwas mechanisch, aber schon bald lernen sie, im richtigen Rhythmus zu klopfen. Mit einigen muß man natürlich zuerst zusammen sprechen und klopfen, bis sie selber darauf kommen, wie es richtig geht. Man hat mich schon beschuldigt, daß ich den Kindern „Tricks" beibringe und die abgedroschenen Methoden der alten Stotterschulen (stuttering institutes) benutze. Das ist jedoch nicht der Fall, denn ich lehre keine Tricks oder schlechten Verhaltensweisen. Das Klopfen von Silben dauert nur ungefähr fünf Minuten einer Sitzung. Ich benutze das Klopfen nicht als Methode, die das Kind anwenden soll, um sein flüssiges Sprechen zu stabilisieren, sondern vielmehr dazu, ihm ein Gefühl für Prosodie und Rhythmus zu geben. Wenn das unwahrscheinliche Ereignis eintritt, daß das Kind anfängt, bei allen seinen Wörtern zu klopfen, dann lasse ich die Aktivität schnell dadurch ausklingen, daß ich das Klopfen variieren lasse oder es dazu auffordere, sich das Klopfen nur noch vorzustellen. Das Klopfen ist lästig, und kein Kind will es sich beim Sprechen unnötig schwer machen.

Wenn ich mit meinem Patienten vertrauter geworden bin, verwende ich auch Sprechaktivitäten, die er flüssig bewältigen kann. Die beschreibende Art des Sprechens weist oft einen hohen Grad an Sprechflüssigkeit auf. Kindern fällt es leicht, ein Bild zu beschreiben oder uns eine Geschichte zu erzählen, während sie sich die entsprechenden Bilder in einem bekannten Buch anschauen. Die Tatsache, daß sie sich die Bilder anschauen können, hilft Kindern dabei, ihre Sprache zu formulieren. Man kann dem Kind zum Beispiel einen Punkt geben, wenn es einen kurzen Satz flüssig ausspricht, und sich selbst einen, wenn es bei einem Wort stottert. Das Punktekonto des Patienten wird immer größer sein als das der Therapeutin. Wenn das Kind soweit ist, daß es neunzig Prozent aller Sätze flüssig spricht, kann man anfangen, Bedingungen zu schaffen, die die Sprechflüssigkeit beeinträchtigen, um das Kind bezüglich dieser Bedingungen zu desensibilisieren. Wenn man dem Kind den Rücken zuwendet, so wird dies oft ein leichtes Stottern hervorrufen. Natürlich sage ich dem Kind vorher, daß ich versuchen werde, ihm das Sprechen zu erschweren. Wenn es sich an diese Erschwerung gewöhnt hat, stehe ich zum Beispiel auf und gehe zum Fenster, wenn es seine kurzen Sätze sagt. Auch in diesem Falle sage ich dem Kind, daß dies ein Trick ist, mit dem ich ihm das Sprechen erschweren will, damit ich mehr Punkte bekomme. Oder ich spreche zur selben Zeit, wenn das Kind spricht, oder versuche, es zu unterbrechen. Ich habe auch schon ein kleines Radio benutzt und dem Kind gesagt, es soll sich Sätze ausdenken und diese sagen, während das Radio läuft. Oder ich stottere leicht, wenn wir einen Satz zusammen sagen, und fordere das Kind auf, mir zu widerstehen und nicht zuzulassen, ihn zum Stottern zu bringen.

Ich verwende auch Rollenspiele, um das Kind gegen Unterbrechungen des flüssigen Sprechens zu desensibilisieren. Zu Beginn der Therapie mache ich in den diagnostischen Sitzungen Rollenspiele, um mir ein Bild vom Problem des Kindes zu machen. In dieser Phase der Therapie versuche ich nun, das Kind dazu zu bringen, daß es auch dann flüssig spricht, wenn es seine Rollen spielt. Die Therapeutin kann zum Beispiel eine ungeduldige Kellnerin oder eine schroffe Polizistin oder Schuldirektorin spielen. Dabei ist es die Aufgabe des Kindes, der Therapeutin standzuhalten und weiter flüssig zu sprechen. Am Anfang versuche ich, es dem Kind ziemlich leicht zu machen, einen Erfolg zu erzielen. Später übe ich dann mehr Druck aus. Ich versuche jedoch, immer nur soviel Druck auszuüben, daß das Kind mehr Erfolge als Mißerfolge hat, d.h. ich versuche, mehr auf Erfolg als auf Versagen aufzubauen. Je erfolgreicher das Kind ist, desto mehr Druck übe ich aus, aber ich stelle sicher, daß das Kind am Ende immer gewinnt.

Ich gehe oft mit dem Kind aus dem Therapieraum heraus, um solche Desensibilisierungsaufgaben auszuführen. Manchen Kindern macht es mehr Schwierigkeiten, beim Gehen zu sprechen. In einer leeren Turnhalle stellen wir uns zum Beispiel auf gegenüberliegende Seiten, und ich lasse das Kind kurze Sätze sprechen. Für viele Stotterer ist es schwieriger, sich über eine größere Distanz zu unterhalten. Man kann auch versuchen herauszufinden, was passiert, wenn das Kind auf einer Bühne steht. Es kann zum Beispiel vor einem imaginären Publikum einen kurzen Vortrag halten. Oder wir gehen auf den Spielplatz und rufen uns gegenseitig etwas zu. Bei diesen Aktivitäten gebe ich dem Kind immer dann Punkte, wenn es flüssig spricht, und ziehe ihm Punkte ab, wenn es stottert. Man darf aber nie vergessen, daß diese Aktivitäten immer den Charakter eines Spiels haben sollten, und man sollte mit einer Aktivität aufhören, wenn sie zu mehr Versagen als Erfolgen führt. Wenn das Kind bei bestimmten Aktivitäten nicht flüssig bleibt, versuche ich, den Druck, der bei dieser Aktivität auf das Kind ausgeübt wird, zu vermindern, oder ich mache mit etwas anderem weiter. Ich versuche zu erreichen, daß der Wettstreit lustig ist und für das Kind erfolgreich bleibt. Allerdings zeige ich dem Kind auch hin und wieder, daß es nicht immer gewinnt, um ihm zu verdeutlichen, daß ich es nicht wie ein Kleinkind behandle. Ich möchte, daß sich das Kind herausgefordert fühlt und auch merkt, daß Versagen möglich ist. Andernfalls haben diese Aktivitäten nur einen geringen Wert.

Man muß Möglichkeiten finden, um dem Kind zu zeigen, daß es die meiste Zeit über flüssig spricht. Die meisten dieser Kinder denken immer nur an ihr Stottern. Die einzigen Wörter, an die sie sich erinnern, sind die, bei denen sie gestottert haben. Man sollte ihre Aufmerksamkeit auf ihr flüssiges Sprechen lenken. Der Anteil des flüssigen Sprechens muß erhöht werden, und gleichzeitig muß man dem Kind dabei helfen, mehr Toleranz für und ein Abwehrsystem gegen die alltäglichen Dinge zu entwickeln, die Unterbrechungen des flüssigen Sprechens bei ihm hervorrufen. Wenn man die Therapie auf diese Ziele ausrichtet, dann muß man sich keine Sorgen machen um die ab und zu auftretenden leichten Unflüssigkeiten des Kindes.

Bei den leicht stotternden Kindern nimmt dieses Training des flüssigen Sprechens oft die meiste Zeit in Anspruch. Es gibt keinen Grund, immer nur am Stottern zu arbeiten, da tatsächlich nur sehr wenig Stottern zurückbleibt. Trotzdem vernachlässige ich das Stottern nicht vollkommen. Jedes Kind braucht einige grundlegende Informationen über das Stottern, und ich gebe ihm diese Informationen, auch wenn ich die meiste Zeit damit verbringe, das flüssige Sprechen zu vermehren und zu stärken. Das Kind braucht einige Informationen darüber, was Stottern ist und warum es gerade ihm passiert. Dies hilft oftmals, das Mysterium, das sein Stottern umgibt, aufzulösen.

Wenn es irgendwelche emotionalen Wunden durch sein Stottern erhalten hat, so sollte man auf diese mit einem hohen Maß an einfühlsamem Verständnis eingehen. Ich bin also nicht der Meinung, daß es klug ist, nur am flüssigen Sprechen oder nur am Stottern zu arbeiten. Ich tue beides, je nachdem, wie es in jedem einzelnen Fall notwendig erscheint.

Schlußfolgerung

Dies sind also die Dinge, die man für ein Kind tun kann, das man vielleicht als beginnenden Stotterer (borderline stutterer) bezeichnen kann. Die Behandlungszeit wird vor allem dazu benutzt, sich mit ihm und seinem Stottern vertraut zu machen. Ich möchte mich vergewissern, daß das Kind kein echtes Stottern verbirgt. Ich helfe ihm, flüssiger zu sprechen. Ich stelle Vorbilder zur Verfügung. Unsere Sitzungen sind locker, indirekt und unbedrohlich. Ich biete ihm eine Möglichkeit, sich frei und ungezwungen zu unterhalten. Wenn ich mir sicher bin, daß das Kind nur eine Phase durchmacht, in der es ab und zu unflüssig spricht, dann beende ich die Therapie.

Man mag mir nun vorwerfen, daß ich übervorsichtig oder übereifrig bin. Viele dieser Kinder wären vielleicht von ganz allein dazu gekommen, wieder vollkommen flüssig zu sprechen. Trotzdem meine ich, daß ich meine Zeit sinnvoll verwende.

Zunächst habe ich dem Lehrer, der mir das Kind geschickt hat, gezeigt, daß ich seine Sorge ernst genommen und entsprechend reagiert habe.

Zweitens habe ich die Möglichkeit wahrgenommen, mich mit den Ängsten und Fragen der Eltern zu beschäftigen.

Und drittens habe ich mich mit dem Kind vertraut gemacht, und das wird es mir zu einem späteren Zeitpunkt leichter machen, tätig zu werden, falls das Kind wirklich echtes Stottern zeigt.

Viertens kann ich mich in dieser Beobachtungsphase davon überzeugen, daß das Kind kein echter Stotterer ist, und wenn es einer ist, so kann ich es in Therapie nehmen.

Die Behandlung wird erheblich schwieriger, wenn man das Stottern ein oder zwei Jahre unbeachtet läßt. Und schließlich zieht sowohl das Kind als auch die Therapeutin einen Nutzen aus der gemeinsam verbrachten Zeit. Jedes Kind wird von der besonderen Beachtung und Anregung profitieren, wenn die Gesprächssitzungen interessant, locker und entspannt sind. Diese Art der Behandlung könnte man bei allen Kindern einer Klasse anwenden mit der Folge, daß sie alle besser kommunizieren würden.

Die Therapeutin hat zusätzlich einen ganz persönlichen Nutzen aus diesen Sitzungen. Sie lernt etwas über das beginnende Stottern in all seinen Formen und macht sich gleichzeitig mit der ganzen Palette der normalen Unflüssigkeiten vertraut. Das hilft der Therapeutin auf jeden Fall, ihre Ängste bezüglich der

Arbeit mit Stotterern zu überwinden, da diese so leicht stottern, daß sie sich nicht bedroht fühlen wird. Diese Kinder sind von der Gesellschaft noch nicht in dem Maße verletzt oder geschädigt worden wie ein fortgeschrittener Stotterer. Sie sind im Denken, Fühlen und Handeln noch frei (they are free spirits), und es macht wirklich Spaß mit ihnen zu arbeiten.

Der leichte Stotterer

Beschreibung des leichten Stotterers im Unterschied zum beginnenden Stotterer

Lassen Sie uns nun auf dem Kontinuum schwerer werdenden Stotterns weitergehen und uns mit dem Kind beschäftigen, das Merkmale fortgeschritteneren Stotterns zeigt. Es wird Anstrengungsverhalten und Anspannung zeigen, wenn es spricht. Es wird vielleicht den neutralen Vokal in seinen Wiederholungen verwenden oder die Wiederholungen werden ungleichmäßig sein oder gezwungen erscheinen oder mit einem Ansteigen der Stimmhöhe verbunden sein. Beim Versuch, gewisse Wörter zu sagen, wird der Atemfluß gelegentlich blockiert sein. Das Kind wird vielleicht auch schon die sekundären Warnsignale aufweisen wie Schüchternheit oder Nervosität beim Sprechen. Jedes dieser Anzeichen allein oder eine Kombination dieser Anzeichen deuten daraufhin, daß das betreffende Kind möglicherweise am Beginn einer Entwicklung zum schweren Stottern steht.

Dieses Bild ist ganz anders als das Bild der Kinder, die wir gerade besprochen haben. Obwohl die Auffälligkeiten immer noch einigermaßen gering sind, kann man mit Sicherheit sagen, daß diese Kinder stottern. Leider arbeiten Schultherapeutinnen normalerweise mit diesen Kindern nicht. Obwohl sie erkennen, daß das Kind stottert, fürchten sie, da die Störung immer noch leicht ist, daß eine Therapie das Sprechen verschlechtern wird. Außerdem hoffen sie noch immer, daß das Kind vielleicht von selbst aus dem Stottern herauswächst. Sie haben bereits einen vollen Terminkalender und haben oft Schwierigkeiten, ein derartiges Kind in ihrem Zeitplan unterzubringen. Man kann immer Gründe finden, und manchmal auch gute Gründe, aber wenn man wirklich ehrlich ist, muß man doch zugeben, daß die wahren Gründe dafür, daß man den Lehrern und Eltern erzählt, daß das Kind das Stottern wohl nach und nach verlieren wird, in der Befürchtung liegen, daß sich das Sprechen durch Therapie verschlechtert, und darin, daß man sich in seinen Fähigkeiten zu helfen unzulänglich fühlt. Tatsächlich kann jedoch die Hilfe einer Therapeutin einem solchen Kinde nutzen, und dem Kind muß geholfen werden. Wenn ich mich an die angenehmen und entspannten Sitzungen erinnere, die ich bezüglich des beginnenden Stotterers beschrieben habe, kann ich tatsächlich keinen Grund dafür erkennen, daß sich das Sprechen verschlechtern wird, wenn man in einer ähnlichen Weise vorgeht.

Man muß berücksichtigen, daß Stottern eine progressive Störung ist und daß es immer mal ein Kind geben kann, dessen Sprechen sich vielleicht trotz unserer Bemühungen weiter verschlechtert. Dies allerdings bedeutet nicht notwendigerweise, daß die Therapeutin daran schuld ist. Es gibt viele Einflüsse in der Schule, zu Hause und auf dem Spielplatz, die das Stottern verschlimmern können und über die man als Therapeutin wenig Kontrolle hat. Obwohl es möglich ist, daß einige dieser Kinder eine normale Sprechflüssigkeit ohne die Hilfe einer Therapeutin erreichen, ist es ebenfalls möglich (und sogar wahrscheinlich), daß die Gefahr einer Entwicklung hin zu einem chronischen schweren Stotterer besteht. Alles, was man sagen kann, ist, daß die Therapeutin eingreifen und sich nicht aus ihrer Verantwortung herausreden sollte, wenn diese Gefahr droht.

Viele Therapieaktivitäten, die beim beginnenden Stotterer angewendet werden, kann man auch mit dem leichten Stotterer durchführen. Ich ändere nicht plötzlich mein ganzes Vorgehen, nur weil ich es nun mit einem fortgeschritteneren Stotterer zu tun habe. Was sich ändert, ist die Direktheit des Ansatzes. Auch hier sollte man dafür sorgen, daß die Sitzungen in einer warmen und freundlichen Atmosphäre stattfinden. Ich möchte erreichen, daß das Kind eine tolerante Sprechsituation erlebt, in der es unbekümmert sprechen kann ungeachtet des Umstandes, daß es vielleicht stottert.

Der Behandlungsplan: Allmähliche, aber direkte Konfrontation

Das wichtigste Behandlungsziel ist es zu verhindern, daß das Kind auf vorkommendes Stottern mit Vermeidung oder Anstrengung reagiert. Die Therapeutin muß verstehen, wie traumatisch es sein kann, wenn man sich in einer endlosen Wiederholung befindet oder feststellt, daß ein Laut, den man schon produziert hat, sich endlos in die Länge zieht, oder - das ist ein weit schwereres Trauma - wenn man erlebt, daß man nicht imstande ist, seinen Mund oder seine Zunge zu bewegen oder keine Stimme produzieren kann. Das sind Erlebnisse, die das kleine Kind ängstigen, und man muß so bald wie möglich die Bedrohlichkeit und die Angst vermindern, bevor das Kind anfängt, auf diese Erlebnisse mit Anstrengung oder Vermeidung zu reagieren. Der größte Teil der Behinderung Stottern resultiert aus den Reaktionen des Kindes auf diese Stottererlebnisse. Wenn man diese Erlebnisse gutartig machen kann, wird das Kind sich selbst heilen.

Einige Stotterer allerdings zeigen diese Gefahrensymptome, ohne daß sie darauf zu reagieren scheinen. Man sollte sich dadurch nicht fehlleiten lassen zu glauben, daß keine Gefahr existiert. Ich habe schon viele Therapeutinnen sagen hören: „Nun, er stottert zwar etwas, aber er scheint nicht sonderlich darauf zu reagieren. Und außerdem ist er sowieso ein glückliches Kind." Der „glückliche Stotterer", der anscheinend nicht auf sein Stottern reagiert, gehört wahrscheinlich einer von zwei Kategorien an: Entweder hat er gelernt, seine Gefühle zu verbergen, oder er versucht, sein Stottern zu ignorieren.

Beide Probleme erfordern therapeutische Hilfe. Die Kinder, die ihre Gefühle verbergen, haben ganz offenbar ein Bedürfnis, mit jemandem zu sprechen, der sie versteht. Die Bedürfnisse des „glücklichen Stotterers" sind demgegenüber nicht so leicht zu verstehen, aber man muß auch erkennen, daß sich diese Kinder auf einer

Gratwanderung befinden. Die Gesellschaft reagiert grausam auf jeden, der von der Norm abweicht. Früher oder später wird das Kind den Schmerz spüren, der entsteht, wenn man merkt, daß man anders ist. Wäre es in dieser Situation nicht schön, wenn eine warme und freundliche Therapeutin ihm helfen könnte, seinem Stottern ins Gesicht zu sehen, bevor andere diese Erkenntnis mit Gewalt erzwingen? Sollen wir das Kind wehrlos lassen? Wenn es in einer unbeschwerten Weise etwas über das Stottern lernen kann, dann wird es weniger verletzlich sein. Es wird sich nicht anstrengen müssen oder vermeiden müssen oder negative Gefühle entwickeln, die sein Stottern noch schwerer machen.

Auch hier gibt es keinen Grund, die Konfrontation des Kindes mit dem Stottern zu überstürzen. Mein Therapiestil ist ein entspannter, aber man muß bereit sein, jede Gelegenheit zu ergreifen, die das Kind einem gibt, das Problem in Ruhe zu besprechen. Das ist der Grund, warum ein detaillierter Therapieplan für jede einzelne Sitzung oft eher schädlich ist. Dies soll allerdings nicht heißen, daß man keine Vorstellungen davon zu haben braucht, was man erreichen will. Der Plan sollte jedoch ein allgemeiner sein, der einem die Freiheit gibt, jederzeit Anpassungen vorzunehmen. Es gibt oft Dinge, die man noch lange nicht tun wollte, aber wenn sich die Gelegenheit plötzlich ergibt, muß man sie nutzen. Das Kind muß BEREIT sein für neue Gedanken und Einsichten, wenn es etwas davon haben soll. Der entscheidende Punkt ist, daß man nicht nur selbst bereit sein sollte, die Gelegenheit zur Vermittlung eines Schlüsselerlebnisses zu nutzen, sondern daß man auch die Sitzungen so gestaltet, daß es Raum für solche Gelegenheiten gibt.

Die erste Konfrontation

Eine gute Möglichkeit, mit der Konfrontation des Stotterns des Kindes zu beginnen, besteht darin, zunächst selbst etwas Pseudostottern als Beispiel zu benutzen und dann darüber zu sprechen. Dann kann man das Stottern des Kindes besprechen. Dieses Vorgehen ist leichter für das Kind. Es fühlt sich weniger gehemmt und versteht besser, wenn man es auf diese Weise macht. Wenn man das Kind auffordert, sich mit seinem Stottern zu befassen, ist es sehr gut möglich, daß es ihm zu peinlich ist oder es zu abweisend oder verwirrt wird, um den Vorschlägen der Therapeutin folgen zu können:

(T) „Gib mir mal das ro-ro-rote... Ach. Da bin ich hängengeblieben. Ich versuch noch mal... Ro-ro-rote Auto. Na, das war schon besser."

Bei einem schüchternen Kind oder einem Kind, dessen Stärke man sich nicht sicher ist, ist das vielleicht alles, was man in einer Therapiesitzung tun muß. Etwas in dieser Art mache ich einige Male im Verlaufe von zwei bis drei Sitzungen, bevor ich irgend etwas anderes versuche. Aber den meisten Kindern kann man ihrem Gesichtsausdruck ansehen, daß sie Interesse entwickeln. Ich habe schon mit Kindern gearbeitet, die spontan gerufen haben: „Ei, da hast du gestottert." Oder sie sagen: „Das mache ich auch manchmal beim Sprechen." Kinder, die so reagieren, geben mir die Gelegenheit, in dieser Sitzung weiterzumachen. Und so fahre ich darin fort, das Stottern des Kindes und die damit verbundenen Gefühle weiter zu erkunden. Schließlich werde ich auch mit dem schüchternen und zurückgezogenen Kind dieselbe Erkundung durchführen. Der einzige Unterschied ist, daß ich die Konfrontation des schüchternen Kindes mit seinem Stottern sehr viel langsamer und behutsamer herbeiführe. Was mit dem einen Kind in ein oder zwei Sitzungen möglich ist, kann bei einem anderen Kind Wochen dauern. Dies ist die Stelle, wo die Geschicklichkeit der Therapeutin wirklich zum Tragen kommt. Eine erfahrene Therapeutin weiß, wann sie weitergehen kann und wann sie sich zurückhalten muß. Wenn man aber merkt, daß man damit Schwierigkeiten hat, ist das kein Grund zur Panik, und man sollte vor allem seine Unsicherheit nicht zum Vorwand nehmen, nicht mit dem Stotterer zu arbeiten.

Es ist in Wirklichkeit gar nicht schwierig zu erkennen, ob man zu schnell vorangeht. Das Kind wird in solchen Situationen vielleicht weggucken, oder es wird unruhig, oder es tut so, als ob die Therapeutin nicht da wäre, oder es versucht, das Thema zu wechseln. Es gibt viele Möglichkeiten, wie das Kind der Therapeutin zeigen kann, daß sie zu schnell oder zu direkt vorgegangen ist. Man sollte nicht allzu besorgt sein, daß man in der Therapie zu schnell vorgeht. Wir alle machen diesen Fehler, und die meisten Kinder sorgen schon dafür, daß die Therapeutin ihn schnell bemerkt, so daß sie sich bremsen kann, bis das Kind bereit ist weiterzugehen. Das ist der Grund dafür, daß es wichtig ist, sich nicht durch einen strikten Therapiezeitplan fesseln zu lassen. Man muß lernen, von einem Augenblick auf den anderen zu beschleunigen oder zu bremsen.

Nun zurück zu unserer Behandlung:

(T) „Bei dem Wort bin ich irgendwie gesprungen. Es ist wie ein Ball, der auf und ab springt, nicht wahr? (Die Therapeutin tut so, als ob sie einen Ball auf und nieder springen läßt, als sie bei *Ball* stottert.) Sagst du manchmal auch Wörter so wie ein spri-spri-springender Ball?"

(K) „Ja, manchmal."

(T) „Manche Kinder, die zu mir kommen, bleiben bei einigen Wörtern stecken. Etwa so. (Die Therapeutin demonstriert, wie man bei einem Wort den Atemfluß blockiert.) Passiert dir das auch manchmal?"

(K) „Manchmal."

(T) „Oder es passiert, daß sie einen Laut zu lange dehnen, zum Beispiel sssso. Klingt es manchmal bei dir so?"

(K) „Manchmal."

Bei den meisten Kindern ist dies alles, was man in einer Sitzung tun muß. Es scheint aber, daß einige Kinder mehr Konfrontation verkraften können, und wenn das der Fall ist, können wir mit einer allgemeinen Untersuchung der emotionalen Reaktionen auf ihr Stottern anfangen.

(T) „Macht es dich wütend, wenn du bei einem Wort spri-spri-springst?"

(K) „Nein, aber manchmal versuche ich, langsamer zu sprechen, und das hilft manchmal, daß ich die Wörter besser herausbekomme."

(T) „Wer hat dir denn erzählt, daß es vielleicht helfen könnte, wenn du langsamer sprichst?"

(K) „Das hat mein Vater gesagt."

(T) „Was haben dir deine Eltern noch gesagt, wie du dir bei einigen dieser Wörter helfen kannst?"

(K) „Och, eigentlich nur, daß ich versuchen sollte, langsamer zu sprechen und nicht so viele Fehler zu machen."

(T) „Das Problem ist, daß es manchmal ganz schön schwierig ist, langsam zu sprechen, nicht? Und ab und zu hast du trotzdem Schwierigkeiten bei einem Wort, auch wenn du langsamer sprichst. Wie ist es mit den Kindern in deiner Klasse, machen sie sich manchmal über dich lustig, wenn du bei einem Wort springst oder hängenbleibst?"

(K) „Nein... Das heißt manchmal macht Ji-ji-jimmy Jones das, aber die Lehrer sagen ihm immer, er solle damit aufhören, weil es nicht sehr nett ist, über andere Kinder zu lachen. Manchmal ärgert mich auch meine kleine Schwester, dann sagt ihr meine Mutter, sie soll damit aufhören. Manchmal boxe ich ihr dann einfach in den Bauch."

(T) „Aha, da verstehst du dann wohl keinen Spaß, wie?"

(K) „Nö, und Jimmy Jones hab ich heute morgen auch gehauen."

(T) „So, so, den Jimmy hast du also gehauen. Ist das der Junge, der dich manchmal ärgert?“

(K) „Ja, und ich hab keine Angst vor ihm.“

An dieser Stelle würde ich wahrscheinlich nicht versuchen, das Thema sofort wieder auf das Stottern zu lenken. Man kann das Stottern des Kindes auch in den folgenden Sitzungen weiter untersuchen. Wenn der Verlauf des Gespräches mich allerdings zu dem Schluß bringt, daß das Kind unbedingt mit mir über sein Stottern sprechen will, dann helfe ich ihm natürlich, dies auch zu tun. Normalerweise lasse ich das Kind allerdings frei sprechen. Es braucht einen geduldigen Zuhörer, dem es vertrauen kann.

Eine der Fragen, auf die man eine Antwort braucht, ist die, wie das Kind auf sein Stottern reagiert. Obwohl ich seine Antwort nicht ohne weiteres als die ganze Wahrheit akzeptiere, ist diese doch immerhin der Anfang auf der Suche nach einer Antwort. In dem gerade genannten Beispiel verleugnete das Kind seinen Ärger beim Stottern, obwohl seine Äußerung einige Feindseligkeitsgefühle erkennen ließen, die aber auf etwas anderes gerichtet waren. Man sollte diese sicherlich nicht dem Kind zuschreiben, aber sich den Zusammenhang merken. Und man sollte erkennen, daß das Kind bereits begonnen hat, auf Nachteile mit Aggression zu reagieren.

Obwohl die meisten Kinder keine Feindseligkeit gegenüber ihrem Stottern empfinden, habe ich oft von Kindern erzählt bekommen, daß sie das Stottern richtig wütend macht. Ich versuche, diesen Kindern zu zeigen, daß ich das mitfühlen kann, und gebe ihnen in mehreren Sitzungen die Möglichkeit, sich mit ihrer Feindseligkeit zu befassen. Für einen meiner Patienten war es der wichtigste Einzelfaktor, der zu einer Verbesserung seines Sprechens führte, daß er lernte, seinen Haß gegenüber dem Stottern in Worte zu fassen.

In unserem Beispiel hat die Therapeutin auch sehr viel über die Reaktionen der Eltern auf das Stottern des Kindes erfahren.

Diese Informationen sollten natürlich nicht dazu dienen, die Eltern des Kindes zu verurteilen, sondern eher dazu, unseren Patienten besser zu verstehen. Bei den Gesprächen mit dem Stotterer sollte man immer versuchen, die Ratschläge, die Eltern ihrem Kind geben, nicht zu verurteilen, gleich wie unklug sie auch sein mögen. Man sollte ein Kind nicht vor die Entscheidung stellen, zwischen den Eltern und der Therapeutin wählen zu müssen. Ganz im Gegenteil ist es unsere Aufgabe, als Team zusammenzuarbeiten. In unserem Beispiel hat die Therapeutin nicht die Eltern kritisiert, sondern lediglich versucht, dem Kind zu zeigen, daß der Ratschlag nicht immer geholfen hat. Dadurch hat sie die etwa vorhandenen Schuldgefühle des Kindes vermindert. Einige Kinder geben sich die Schuld, wenn die Ratschläge ihrer Eltern nicht zum gewünschten Erfolg führen. Sie denken, daß sie vielleicht nicht richtig versucht haben, den unmöglichen Forderungen der Eltern, wie etwa „Denk nach, bevor du sprichst", Folge zu leisten.

In unserem Beispiel bemerkt man auch, daß das Kind angefangen hat, etwas über die Reaktionen seiner Klassenkameraden zu erzählen und darüber, wie es damit umgeht. Es schien mit den Reaktionen seiner Klassenkameraden umgehen zu können. Auch wenn vielleicht nicht alle Menschen in seiner Umgebung mit seinem Verhalten einverstanden sind, so scheint es doch, daß das Kind selbst mit sich zufrieden ist. Man muß sich als Therapeutin immer Sorgen machen, wenn ein Kind nicht weiß, wie es mit Ärger und Hänseleien umgehen kann, da solch eine Unfähigkeit oft einen Teufelskreis schädlicher Folgen in Gang bringt. Das Kind fängt an, sein Stottern zu verstecken, und es vermeidet soziale Kontakte. Wenn es sich in eine Welt von Scham und Isolation zurückzieht, entsteht ein fruchtbarer Boden, auf dem die Keime des schweren Stotterns schnell wachsen können. Deshalb sollte man das Kind nicht wegen seiner aggressiven Reaktionen verurteilen, sondern eher erleichtert sein, daß es sich so offen und geradeheraus verhält, wenn es um die Reaktionen seiner Umwelt auf sein Stottern geht.

Diese Aggression ist keineswegs pathologisch. Sie ist für einen sechs Jahre alten Jungen eine ganz normale und vollkommen logische Art mit solch einer Situation fertig zu werden. Es hilft der Therapeutin vielleicht auch, die Akzeptanz des Kindes zu erhalten, wenn sie sich mit einem moralischen Urteil zurükkhält. Erwachsene verhängen immer nur moralische Urteile über Kinder. Wie schön ist es für das Kind, einmal eine Erwachsene zu treffen, die anders ist, eine, die das Kind versteht. Während der Darstellung seiner Aggression beobachtet einen das Kind oft ganz genau, da es wissen will, ob es einem wirklich trauen kann. Es ist nicht nur die Therapeutin, die bei solchen Begegnungen eine diagnostische Beurteilung durchführt.

Man muß sich natürlich darüber im klaren sein, daß das Kind wahrscheinlich eine ganze Menge fantasiert, während es frei und ungehemmt spricht, und daß nicht alles, was es sagt, der Wahrheit entspricht. Es hat vielleicht ein wenig Angst vor diesem Jimmy Jones, und der Schlag, von dem es uns erzählt hat, hat vielleicht gar nicht stattgefunden. Aber darauf kommt es nicht an. Was immer das Kind uns auch erzählt hilft uns dabei, das Kind und sein Stottern besser kennenzulernen, und die Schilderung wird seine Spannung abbauen. Bei einem solchen Monolog sollte man ihm nur seine Gefühle auf eine verständnisvolle Art reflektieren. Gleichzeitig bietet einem dieses Reflektieren eine weitere Möglichkeit, dem Kind bessere Sprechvorbilder zu geben. Es zeigt ihm auch, daß man ihm zuhört und an seiner Mitteilung interessiert ist.

Früher oder später bietet sich der Therapeutin eine Möglichkeit, das Kind mit seinem Stottern zu konfrontieren.

(K) „I-i-i-ich mag dieses rote Auto am liebsten."

(T) „Sag mal, hab ich dich da gerade bei einem Wort springen gehört? Erinnerst du noch, welches es war?"

(K) „Nein."
(T) „Na ja, ich dachte ich hätte dich *i-i-i-ich* sagen gehört."
(K) „Ja, hab ich auch. Ich mache das manchmal sehr oft."

Ich würde zum Beispiel an dieser Stelle aufhören, die Sache zu verfolgen. Wenn es wieder zum Stottern kommt, kann man das Kind ja wieder nach dem Wort fragen, bei dem es Schwierigkeiten hatte. Natürlich mache ich das nicht bei jedem Wort, bei dem das Kind stottert. Keineswegs. Wir piesacken es niemals. Es ist nicht sinnvoll, das Kind dazu zu bringen, sich jedes kleinen Stotterereignisses voll bewußt zu sein, und so frage ich nur nach, wenn ganz offensichtliches Stottern aufgetreten ist. Was ich hier meine, sind Wiederholungen mit mindestens drei Zyklen oder solche Dehnungen und Blockierungen des Atemflusses, bei denen erkennbar ist, daß das Kind weiß, daß es sich nicht vorwärts bewegt. Meist stellt man fest, daß das Kind nach einigen Versuchen angeben kann, bei welchem Wort es gestottert hat.

Im weiteren Verlauf der Sitzung kann man dann noch tiefer in diese Identifikation des Stotterns eindringen.

(T) „I-i-i-ich. Ei, was hab ich denn da gemacht?"
(K) „Du hast gestottert."
(T) „Weißt du noch bei welchem Wort?"
(K) „Ich glaube, es war *ich*."
(T) „Ja, genau. Aber erzähl mir mehr darüber. Wie hat es sich angehört?"
(K) „Na ja, du bist bei dem Wort gesprungen, wir haben ja schon darüber gesprochen."
(T) „Ja, das stimmt, das hab ich. Kannst du es so wie ich machen? So, daß es sich so anhört wie bei mir?"
(K) „Ich glaube, es klang etwa so, *i-i-ich*, stimmt's?"
(T) „Ja, das ist richtig, ich hab so gemacht, *i-i-i-ich*. Das war sehr gut. Du bist ein guter Zuhörer und Beobachter."

An dieser Stelle strahlt das Kind meistens über das ganze Gesicht. Es macht soviel Spaß, einen Erwachsenen zu verbessern.

Dieses Gespräch erscheint auf den ersten Blick ziemlich unbedeutend zu sein, es sind jedoch einige wichtige Dinge passiert. Das Kind konnte jemanden sehen, der stottern kann, ohne emotional negativ zu reagieren. Es hat jemanden gesehen, der gestottert und dann ganz locker darüber gesprochen hat. Das Stottern wurde nicht als schlecht verurteilt, sondern wurde als etwas eher Interessantes dargestellt. Zur Abwechslung hatte das Kind einmal die Gelegenheit, jemanden zu verbessern, anstatt immer derjenige zu sein, der korrigiert wird.

Bis zu diesem Zeitpunkt wurden bei dem Versuch, das Stottern zu objektivieren, große Fortschritte erzielt. Das Kind und die Therapeutin haben sich mit dem Stottern in einer objektiven Art und Weise konfrontiert, d.h. ohne die Scham, Angst und Verlegenheit, die das Stottern sonst umgibt. Das Kind konnte sogar selber etwas Pseudostottern machen. Bis zu diesem Zeitpunkt war das Stottern eine sehr unangenehme Erfahrung. Und nun konnte das Kind einen kurzen Moment lang absichtlich stottern und zwar ohne jegliche schädliche Nebeneffekte.

Eine andere Sache, über die sich Therapeutinnen vielleicht Sorgen machen, ist die, daß das Kind immer wieder das Wort *Stottern* benutzt. In diesen Gesprächen versuche ich nicht, das zu ändern, weil ich die Erfahrung gemacht habe, daß es sehr bald anfängt, objektivere Bezeichnungen wie *springen* oder *hängenbleiben* zu benutzen, wenn ich diese Begriffe verwende. Je konsequenter man als Therapeutin diese Begriffe verwendet, desto stärker wird die Neigung des Kindes, sie selber zu benutzen. Wie aber bereits oben gesagt wurde, ist Stottern kein Wort, das man nicht benutzen darf. Wir behandeln es wie das Wort *Unflüssigkeit.* Beide erscheinen den meisten Kindern zu allgemein und vage. Es sollte das Ziel der Therapeutin sein, das Stottern seiner

Rätselhaftigkeit zu entkleiden und sachlichere und beschreibendere Begriffe zu verwenden.

Das Stottern absichtlicher machen

Jetzt, da das Kind schon etwas Pseudostottern gemacht hat, können wir ein kleines Spiel aus dieser Aktivität machen.

(T) „Laß uns jetzt mal sehen, was für ein guter Beobachter und Zuhörer du bist. Ich werde jetzt etwas sagen und so tun, als ob ich bei einigen Wörtern hängenbleibe. Wenn du hörst, daß ich hängenbleibe, ist es deine Aufgabe, die Glocke zu läuten und mich zu unterbrechen. Dann mußt du mir zeigen, wie es geklungen hat. Um einen Punkt zu bekommen, mußt du zum Beispiel die Glocke läuten und sagen: ‚Du bist irgendwie bei dem Wort, un-un-ungefähr so, gesprungen.' Und wenn du mich nicht erwischst, dann bekomme ich einen Punkt. Hier ist ein rotes Auto, und es hat vier Rä-räder und, es hat... Ei, diesmal hast du mich nicht erwischt. Ich hab *Rä-rä-räder* gesagt. Also bekomme ich einen Punkt. Noch einmal. Dieser Elefant hat einen la-la-la..." (Das Kind läutet die Glocke.)

(K) „Ich hab dich bei *lang* erwischt."

(T) „Das stimmt, du hast mich erwischt. Aber jetzt mußt du mir sagen, wie es sich angehört hat."

(K) „Na ja, es klang wie *la-la-langer Rüssel.*"

(T) „Stimmt, also bekommst du einen Punkt, weil du mich erwischt hast, und weil du mir zeigen konntest, wie es geklungen hat."

Wenn das Kind imstande ist, die Therapeutin zu ‚erwischen' und ihre Wiederholungen nachzumachen, geht man zu einer anderen

Art des Stotterns über. Ein Grund dafür ist, daß das Kind die Möglichkeit erhalten soll, auf viele verschiedene Arten zu stottern. Das hilft ihm zu lernen, daß Stottern nicht vollkommen unwillkürlich geschehen muß. Die meisten Stotterer denken, daß irgend etwas mit ihnen geschieht, was sie dazu veranlaßt zu stottern, und sie fühlen sich dafür nicht verantwortlich. Man muß dieses Gefühl der Hilflosigkeit vertreiben. Auch hilft das Imitieren verschiedener Arten des Stotterns dem Kind dabei, die Angst vor dem tatsächlichen Klang des Stotterns zu überwinden. Der größte Nutzen liegt jedoch darin, daß das Kind begreift, daß es sein Stottern bis zu einem gewissen Grad kontrollieren kann, daß es in Wirklichkeit nicht hilflos ist. Es ist das erste Mal, daß das Kind das Gefühl hat, daß es das Stottern kontrolliert, und nicht umgekehrt. Überdies wird es ihm in einem späteren Stadium der Therapie leichter fallen, einen Teil seines eigenen Stotterns zu tolerieren, da es seinen Mund bewußt dazu bringen muß, diese unterschiedlichen Arten des Stotterns zu erzeugen.

Bei bestimmten Kindern kann man oftmals sofort damit anfangen, es bei dem oben beschriebenen Spiel Erwisch mich etwas Pseudostottern machen zu lassen. Immer abwechselnd können die Therapeutin und das Kind dann die Glocke läuten und das Kind imitieren, wenn es stottert. Das mag etwas erstaunlich klingen, aber vielen Kindern macht diese Aktivität Spaß, und auf jeden Fall hilft sie, die Angst, Scham und Verlegenheit zu vermindern, die vielleicht gerade anfingen aufzutreten. Wir wollen nur einen Stein des Anstoßes geben und einige Gedanken und Gefühle des Kindes bezüglich des Stotterns verändern.

Die Bearbeitung der Gefühle des Kindes

Lassen Sie mich an dieser Stelle anhalten, um zu sagen, daß außer den oben beschriebenen Aktivitäten noch vieles andere in den Sitzungen passiert. Ich verbringe auch in diesem Stadium der Therapie noch immer viel Zeit mit gemeinsamem Spiel und Gesprächen. Ich fahre auch darin fort, seine Probleme und Besorgnisse zu erforschen. Im Leben eines jeden Kindes gibt es neben dem Stottern noch andere Streßquellen, und es ist sehr schwierig, ein Kind erfolgreich zu behandeln, wenn es ernsthafte Schwierigkeiten mit anderen Aspekten seines Lebens hat. Man muß also herausfinden, worin diese liegen. Auch wenn die Therapeutin keine Psychiaterin ist, gibt es oft eine ganze Reihe von Dingen, die sie tun kann, um das Leiden des Kindes zu mildern. Oftmals helfen wir ihm, seine Probleme zu lösen, wenn wir uns in seine Lage versetzen und ihm etwas über die Probleme, die andere Kinder haben, erzählen. Vielleicht helfen wir ihm auch dadurch, daß wir Eltern oder Lehrer dazu bringen, etwas zu verändern, von dem wir erfahren haben, daß es das Kind stört. Ich habe schon ganz erstaunliche Verminderungen des Stotterns nach solchen Interventionen beobachtet.

Nicht zuletzt ist es mein größtes Anliegen, mehr über den emotionalen Aspekt des Stotterns zu erfahren. Wie sind seine wahren Gefühle hinsichtlich des Stotterns? Wie reagieren andere auf sein Stottern? Natürlich setze ich mich nicht einfach mit einem Kind zusammen und fange an, es mit Fragen zu bombardieren. Die Untersuchung kann sehr indirekt erfolgen, aber in jeder Sitzung versuche ich, etwas Neues über seine Gefühle bezüglich des Problems herauszufinden. Man kann seine Kommentare, indem man sie locker und entspannt formuliert, so natürlich in den Fluß des Spiels oder der Unterhaltung einbauen, daß das Kind gar nicht bemerkt, daß es befragt wird. Wenn ich so vorgehe, beobachte ich das Kind immer ganz genau, um alle auftretenden Anzeichen von Unwohlsein zu bemerken. Versucht es, das Thema zu wechseln, oder ignoriert es einen? Wird es unruhig? Vielleicht zeigen einem seine Gesten, daß dieses Thema für das Kind noch immer zu schmerzhaft ist, um darüber zu sprechen. Wann immer ich eines dieser Anzeichen bemerke, ziehe ich mich normalerweise zurück und setze unser Spiel fort. Ich zwinge das Kind niemals, mit mir über unangenehme Dinge zu sprechen. An einem anderen Tag wird das Kind mehr Vertrauen zu mir haben und sich mir anvertrauen.

Hier ist ein Beispiel, wie man herausfinden kann, wie die Familie auf das Stottern des Kindes reagiert. (Dies braucht ebenfalls nicht in einer einzigen Sitzung zu passieren, sondern kann sich über mehrere Sitzungen hinweg verteilen.)

(T) „Wie wär's mit ein paar Erdnüssen? Ich habe ein bißchen Hunger. (Es folgt eine lange Gesprächspause, während wir Erdnüsse essen.) Ein Junge hat mir gestern erzählt, daß ihn seine Mutter immer anhält, wenn er bei einem Wort hängenbleibt, und sagt, daß er es noch mal versuchen soll. Was sagt denn deine Mutter, wenn du Schwierigkeiten bei einem Wort hast?"

(K) „Och, sie sagt mir nur, ich soll langsamer sprechen."

(T) „Wie ist es mit deinem Vater, sagt der auch manchmal was?"

(K) „Manchmal läßt er mich das Wort solange sagen, bis i-i-ich es richtig sage."

(T) „Regt er sich auch manchmal auf, wenn du hängenbleibst?"

(K) „Er hat mal ein böses Wort gesagt, als ich hängengeblieben bin. Wir waren beide in der Garage und Mama war nicht da. Wenn Mama das gehört hätte, dann wäre sie bestimmt wütend auf ihn gewesen. Sie mag nicht, daß er flucht."

(T) „Weißt du, das Problem ist, daß sie älter sind und manchmal vergessen, wie schwierig es für manche Kinder ist, sprechen zu lernen. Manchmal vergessen sie, daß jeder sein Bestes tut, um gut zu sprechen."

Man kann das Kind in späteren Sitzungen dann vielleicht noch einmal nach den Reaktionen seiner Eltern auf sein Stottern fragen, und es kann sein, daß es dann viel mehr dazu zu sagen hat.

Auch die Reaktionen seiner Geschwister, Lehrer, Klassenkameraden oder Nachbarskinder kann man erforschen. Oftmals erfährt ein Kind große Erleichterung, wenn es seine Erfahrungen mit einer Therapeutin teilen kann, die Anteil nimmt.

Ich möchte an dieser Stelle jedoch darauf hinweisen, daß das, was das Kind einem erzählt, nicht immer wahr sein muß. Viele Kinder fantasieren und tischen einem frei erfundene Geschichten über die Geschehnisse zu Hause, in der Schule oder auf dem Spielplatz auf. Es wäre töricht, Eltern oder Lehrer mit Dingen, die einem das Kind erzählt hat, so zu konfrontieren, als wären sie die reine Wahrheit, es sei denn, man hat sie gründlich nachgeprüft, und vielleicht selbst dann nicht! Wie dem auch sei, ist es wichtig, daß die Therapeutin sich bewußt ist, daß diese wilden, erfundenen Geschichten, die sie zu hören bekommt, auch wenn sie völlig falsch sind, doch eine Reflexion des inneren Aufruhrs des Kindes darstellen und deswegen vielleicht extrem wichtig sind.

Das folgende Beispiel verdeutlicht, warum man bei der Beurteilung der Eltern vorsichtig sein muß, auch wenn es nur um das Bild geht, das man von den Eltern hat. Eine Kollegin erzählte mir folgendes:

Eines der stotternden Kinder, mit denen sie arbeitete, hatte ihr erzählt, daß sein Vater ihm immer auf den Mund schlug, wenn es stotterte. Verständlicherweise war die Therapeutin erschüttert, daß es solch ein Verhalten überhaupt noch gibt. Sie wußte, daß etwas unternommen werden mußte, sonst würde sich das Sprechen des Kindes verschlechtern.

Als die Therapeutin zu Hause bei dem Kind anrief und so diplomatisch wie möglich versuchte, der Mutter zu erklären, welche schlechten Auswirkungen solch ein Verhalten auf das Stottern des Kindes haben könnte, geriet die Mutter außer sich vor Zorn. „Mein Mann hat so etwas noch nie getan und würde es auch niemals tun. Wie können sie ihn solch einer schrecklichen Sache beschuldigen?“

Nach einigen hastigen Erklärungen war die Therapeutin schließlich doch in der Lage, die Mutter soweit zu beruhigen, daß es möglich wurde, den Grund für die Fantasievorstellung des Kindes herauszufinden. Es schien, daß der Vater die Gewohnheit hatte, immer wegzuschauen, wenn das Kind stotterte. Das Kind hatte dies verständlicherweise als ein Zeichen der Zurückweisung verstanden und daraufhin seine Fantasievorstellung entwickelt.

Ja, man muß mit seinen Urteilen vorsichtig sein. Man kann versuchen, objektiv zu sein, indem man Interesse für die positiven Aspekte in den Wahrnehmungen des Kindes zeigt. Wie zeigen die Leute ihm ihre Liebe und Anerkennung? Welche schönen Sachen sind ihm gestern passiert? Und so weiter. Seine Antworten in diesem Teil der Untersuchung zeigen vielleicht, daß es Menschen gibt, die es lieben und sich wirklich um das Kind sorgen. Dann kann man ihm helfen, einige seiner negativen Gefühle zu verstehen und somit etwas von seiner Verzerrung der Realität aufheben. Leider hat man es nicht bei allen Kindern mit Fantasiegeschichten zu tun. Einige Eltern sind tatsächlich grausam und machen vieles falsch. Einige wenige Kinder werden immer noch von ihren wohlwollenden, aber ignoranten Eltern geohrfeigt oder geschlagen, wenn sie stottern. Eine sachverständige Therapeutin kann vieles tun, um diesen Eltern zu zeigen, daß solch ein Verhalten nicht ratsam ist.

Die Bearbeitung der Anstrengung und der Anspannung

Hat das Kind einmal gelernt, wie es das Pseudostottern der Therapeutin nachmacht, dann kann man anfangen, ihm zu zeigen, wie es einige der Dinge, die es beim Stottern tut, präziser lokalisieren und identifizieren kann. Es kann zum Beispiel die verschiedenen Stellen in seinem Mund erkennen, wo es den Atemfluß blockiert. Das Auftreten von Blockierungen des Atemflusses kann für das Kind eine traumatische Erfahrung sein. Es fängt an, sich ernstliche Sorgen wegen seines Sprechens zu machen. Es lernt das Gefühl kennen, hilflos steckengeblieben zu sein, gelähmt zu sein und sich nicht bewegen zu können. Für einen Moment bleibt die Zeit stehen. Diese Blockaden lösen Angstgefühle aus, und man muß dem Kind dabei helfen zu verstehen, was in diesem Augenblick eigentlich vor sich geht. Man muß es gegen diese Traumata desensibilisieren und ihm dabei helfen zu lernen, seine Sprechtüren (speech doors) zu öffnen statt sie fest zu verschließen.

Man kann mit dem Thema etwa so anfangen:

(T) „Ich werde jetzt so tun, als ob ich bei einigen Wörtern steckenbleibe, und es ist deine Aufgabe, mir zu sagen, wo in meinem Mund ich steckengeblieben bin. Okay, hier ist das erste. Der Tiger hat eine große Tatze. (Die Therapeutin blockiert den Atemfluß beim /t/ in *Tatze*). Na, wo bin ich bei dem Wort steckengeblieben?"

(K) „Du bist bei dem Wort *Tatze* steckengeblieben."

(T) „Das stimmt, aber kannst du mir sagen, wo in meinem Mund ich steckengeblieben bin. (Das Kind zuckt mit den Schultern.) Hab ich meine Lippen zu fest aufeinander gepreßt, wie bei dem Wort (die Therapeutin blockiert bei /p/) *Papier*?"

(K) „Nein, so nicht."

(T) „Bin ich hinten im Rachen steckengeblieben, wie bei (die Therapeutin bleibt beim /k/ stecken) *Kuchen*?"

(K) „Nein, so auch nicht."

(T) „Ist meine Zunge hinter den Zähnen steckengeblieben, wie bei (die Therapeutin blockiert beim /t/) *Tisch*?"

(K) „Ja, so hat es geklungen."

(T) „Das stimmt, meine Zunge ist hinter meinen Zähnen bei dem Wort *Tisch* genauso steckengeblieben wie bei *Tatze*."

Zu diesem Zeitpunkt ist es gut möglich, das Kind etwas experimentelles Blockieren in seinem Mund ausprobieren zu lassen. Wenn das Kind allerdings immer noch etwas schüchtern und eher defensiv ist, warte ich natürlich einen besseren Zeitpunkt ab.

(T) „Nehmen wir ein anderes Beispiel. Ich habe hier einen neuen (die Therapeutin blockiert beim /p/) Pinsel."

(K) „Es war bei *Pinsel*, und du hast deine Lippen aufeinander gepreßt."

(T) „Das ist richtig, versuch du's doch auch mal bei dem Wort *Pinsel*, so wie ich!"

(K) „(Das Kind blockiert bei /p/) *Pinsel*."

(T) „Gut. Hast du gefühlt, wie sich deine Lippen aufeinander pressen? Es ist, als wenn man versucht, aus einer Flasche zu trinken, auf der der Deckel noch drauf ist. Nichts kommt raus. Laß uns also den Verschluß aufmachen, so daß das Wort herauskommen kann. Mach das noch einmal bei *Pinsel*, und fühl, wie sich deine Lippen aufeinander pressen, und dann laß sie sich entspannen. (Das Kind tut dies und versucht es auch bei mehreren anderen Wörtern, die alle mit unterschiedlichen Lauten anfangen.) Ganz schön harte Arbeit, nicht?
Laß uns mal eine kleine Pause machen. Es kann einem schon ein bißchen Angst machen, wenn man bei einem Wort hängenbleibt und es nicht herausbekommt, auch wenn man nur so tut als ob. Du mußt nun lernen, wie es sich anfühlt, damit du lernen kannst, manche Wörter besser auszusprechen. Ich weiß, es macht keinen Spaß, wenn man steckenbleibt und nicht weitersprechen kann."

An diesem Punkt möchte ich betonen, daß ich bislang noch keinen Versuch unternommen habe, das Kind dazu zu bringen, daß es seine eigenen Wort- oder Lautängste erkennt. Die meisten Kinder, die leicht stottern, sind sich selten irgendwelcher Wort- oder Lautängste bewußt, und wir wollen auf keinen Fall, daß sie anfangen, sich darüber Gedanken zu machen.

Aber bringen wir das Kind nicht dazu, sich mehr Sorgen wegen seines Stotterns zu machen, wenn wir ihm die unterschiedlichen Stellen in seinem Mund zeigen, an denen es den Atemfluß blockieren kann? Die Antwort ist nein. Das Wissen, wo in seinem Mund es blockiert, verursacht keine Erwartungsängste. Es vermindert allerdings die Rätselhaftigkeit des Stotterns und die Angst beim Stottern. Ich möchte erreichen, daß das Kind weiß, was passiert und wie es sich anfühlt, wenn es den Atemfluß blockiert, und ich möchte, daß es begreift, daß es etwas dagegen tun kann.

Jetzt, da das Kind gelernt hat, die Anspannung zu lokalisieren, kann man dazu übergehen, ihm den Unterschied zwischen richtiger und falscher Spannung zu zeigen.

(T) „Sieh mir dabei zu, wie ich das Wort *Pinsel* sage. (Die Therapeutin blockiert den Atemfluß beim /p/) Pinsel. Was ist da passiert?“

(K) „Du hast die Lippen aufeinander gepreßt.“

(T) „Das ist richtig, und dann hab ich sie noch stärker aufeinander gedrückt. Kannst du mir zeigen, wie ich meine Lippen aufeinander legen muß, damit es leicht und einfach herauskommt? (Das Kind sagt *Pinsel* flüssig.) Gut gemacht. Laß mich mal versuchen... *Pinsel.* Da hab ich meine Lippen nur leicht zusammengelegt, und es kam ganz leicht heraus. Kannst du auch so tun, als ob du bei dem Wort *Papier* steckenbleibst? Du brauchst nicht das ganze Wort zu sagen. Bleib einfach am Anfang stecken. (Das Kind blockiert beim /p/.) Okay, das reicht. Schließ jetzt einmal deine Lippen ganz locker, aber sag das Wort erst, wenn ich es dir sage.

(Das Kind schließt seine Lippen ohne übermäßige Spannung.) Sind deine Lippen jetzt richtig geschlossen? (Das Kind nickt mit dem Kopf.) Alles klar, dann sag jetzt mal das Wort. (Das Kind sagt das Wort *Papier* ohne steckenzubleiben.) Und jetzt blockier mal bei dem Wort *Bär.* (Das Kind preßt die Lippen aufeinander.) Nimm deine Hand an den Mund und fühl mal wie deine Lippen sich aufeinander pressen. Das reicht. Nimm jetzt deine Hand wieder an den Mund und schließ deine Lippen ganz zu, aber locker, ganz locker. Okay, und jetzt sag noch einmal das Wort. (Das Kind sagt das Wort flüssig.) Super! So geht's. Mach jetzt mal die Augen zu und blockier mit der Zunge bei dem Wort *Tisch.* Sag nicht das Wort, sondern blockiere nur mit deiner Zunge. Kannst du's fühlen? (Das Kind nickt mit dem Kopf.) Laß deine Augen geschlossen, aber nimm deine Zunge ganz locker nach oben. Fühlst du das? (Das Kind nickt.) Okay, das reicht für heute."

Ich mache dies bei vielen verschiedenen Lauten, bis das Kind sich an das propriozeptive Gefühl sowohl der richtigen als auch der falschen Spannung gewöhnt hat.

Dies sind also nur ein paar der Dinge, die ich mache, wenn das Kind Blockierungen des Atemflusses aufweist. Mein Ziel ist dabei, die Angst zu reduzieren und die Rätselhaftigkeit zu vermindern, die diese traumatische Art des Stotterns umgibt. Das Kind hat nun erfahren, wie sich flüssiges Sprechen und wie sich gestottertes Sprechen anfühlt. Ich habe noch keinen Versuch gemacht, dem Kind irgendeine Art von Veränderung beizubringen, sondern habe es nur auf den Unterschied zwischen Stottern und flüssigem Sprechen aufmerksam gemacht. Nach meiner Erfahrung zeigt sich immer wieder, daß ein leichter Stotterer die einfachere Form des Sprechens benutzen wird, wenn er einmal begriffen hat, daß er eine Wahl hat.

Die Verminderung der Schwere von Wiederholungen und Dehnungen

Obwohl das Kind in den ersten Sitzungen gelernt hat, Wiederholungen zu erkennen und nachzumachen, ist es oftmals nötig, noch einen Schritt weiter zu gehen. Mit den selben Techniken, die ich für die Atemblockierungen beschrieben habe, muß man dem Kind sowohl sein starkes Stotterverhalten als auch seine leichteren und flüssigeren Formen des Stotterns bewußt machen.

Die Beschreibung eines Falles aus unserem Schulbezirk ist ein gutes Beispiel dafür, wie eine andere Therapeutin ein Kind nur dadurch erfolgreich behandelt hat, daß sie das Kind sich seiner zahlreichen Wiederholungen stärker bewußt werden ließ. Dies ist ihr Bericht:

Billy war fünf Jahre alt und gerade in die Vorschulklasse (am. kindergarten *Anm. d. Übers.) gekommen. Der Lehrer war nach ein paar Wochen mit Billy fast wahnsinnig geworden. Er sagte, sein Stottern sei so schlimm, daß er eine Viertelstunde brauchte, um zu fragen, ob er mal auf die Toilette dürfe. Nachdem Billy eine Woche lang jeden Tag bei der Therapeutin gewesen war, wußte sie, was der Lehrer meinte.*

Billys Stottern bestand ausschließlich aus leichten Wiederholungen, die weder Anspannung noch Anstrengungsverhalten aufwiesen. Seine Einstellung war ebenfalls sorglos. Aber was für Wiederholungen er machte! Als die Therapeutin versuchte, sie zu zählen, waren es meistens irgendwo zwischen fünf und zwölf Wiederholungen pro Wort, und Billy stotterte bei mindestens fünfzig Prozent seiner Wörter. Was sollte die Therapeutin also tun? Sie wollte nichts machen, was die sorglose Einstellung des Jungen oder die leichte Form seiner Wiederholungen verändern würde. Sie wußte jedoch, daß der Junge früher oder später durch diese benachteiligt oder frustriert werden würde.

Am Anfang war die Therapeutin vorsichtig und versuchte durch Spielen, Billys Vertrauen zu erlangen, aber später bemerkte sie, daß dies nicht genug war. Sein Stottern blieb und die anderen Kinder fingen verständlicherweise an, negativ darauf zu reagieren. Ihre Reaktionen würden bald dazu führen, daß sein Sprechen sich noch mehr verschlechterte. Sie ließ es darauf ankommen. (Im folgenden versuche ich, mehrere Therapiesitzungen mit Billy zusammenzufassen.)

(T) „Wir haben uns doch schon einmal über das Springen bei Wörtern unterhalten. Laß uns jetzt mal die Male zählen, wie oft wir bei einem Wort springen. Ich werde als erste so tun, als ob ich springe, und du zählst, wie oft ich wiederholt habe. Das Auto ist ro-ro-ro-rot. Wieviele Sprünge waren das?"

(Billy) „Du bist bei rot *gesprungen."*

(T) „Das ist richtig. Aber wie oft habe ich es gemacht? (Sie spielen dieses Spiel für eine Weile, wobei sie sich mit dem Pseudostottern immer abwechseln.) Laß uns das Spiel jetzt mal ein wenig verändern. Ich werde jetzt viermal springen. (Die Therapeutin hält vier Finger hoch.) Der Tiger hat einen Schwa-wa-wa-wanz. (Die Therapeutin zählt die Wiederholungen an den Fingern mit, während er stottert.) Sieh, ich hab es viermal gemacht. Versuch du es mal viermal. (Die Therapeutin hält wieder die Finger hoch und zeigt jeweils auf einen Finger,als Billy eine Pseudowiederholung macht.) Das war gut. Jetzt hältst du so viele Finger, wie du willst, hoch und ich mache dementsprechend viele Wiederholungen. (Das Kind hält beide Hände hoch.) Zehn. Das ist aber eine ganze Menge. Okay, paß auf. (Die Therapeutin wiederholt zehn Mal und Billy lacht vor Freude. Sie wechseln sich in diesem Spiel ab.)

Wenn es sich zeigt, daß Billy anfängt erfolgreich zu sein, dann kann die Therapeutin auch ab und zu nach Null Wiederholungen fragen. Obwohl Billy von ihr weiterhin hohe Wiederholungszahlen forderte, verlangte die Therapeutin von ihm immer niedrigere bis sie erstaunt feststellte, daß Billy sogar auf Aufforderung flüssig sprechen konnte.

Die Therapeutin unterbrach dann Billy hin und wieder im Spiel und sagte ihm, daß sie acht Wiederholungen bei einem Wort gehört hatte. Ob er das wiederholen könnte und nur zwei Wiederholungen machen könnte? Sie machte das allerdings nur selten, da sie nicht wollte, daß Billy dachte, sie wäre zu kritisch und würde sein Stottern nicht akzeptieren.

Die Therapeutin erkrankte dann und mußte einige Wochen zu Hause bleiben. Dies beunruhigte sie ziemlich, da sie befürchtete, daß dadurch ihr ganzer Fortschritt verlorengehen könnte. Dann bekam sie jedoch einen Anruf, der ihre Lebensgeister wieder in Schwung brachte.

Billys Mutter rief sie an und erzählte ihr unter Tränen, daß ein Wunder geschehen sei. „Billy stottert nicht mehr." Die Therapeutin versuchte sie zu warnen, daß die Besserung vielleicht nur vorübergehend wäre und sein Stottern wiederkehren könnte. Als sie jedoch wieder zu ihrer Arbeit zurückkehrte, sprach Billy tatsächlich flüssig. Ganz im Gegenteil, sie konnte ihn nicht mehr zum Stottern bringen. Am Anfang ging sie vorsichtig mit Billy um, da sie einen Rückfall befürchtete, aber später ging sie mit ihm einige Streßsituationen durch und fand heraus, daß er einfach nicht mehr anfing zu stottern, egal was sie auch mit ihm tat. Jeder an der Schule war erstaunt. Er hat seitdem nie mehr gestottert.

Ich teile natürlich die Beurteilung der Mutter nicht, die meinte, es sei ein Wunder geschehen. Es gab einige sehr wichtige Faktoren, die zu Billys dramatischem Wandel führten.

Die Therapeutin hatte gleich von Anfang an eine gute Ausgangsbasis geschaffen, indem sie eine warme und freundliche Beziehung aufgebaut hatte. Über das Stottern war auf eine offene, objektive und entspannte Art gesprochen worden. Da Billys Problem ziemlich schwer war, mußte ihn die Therapeutin stärker auf sein Stottern hinweisen, als das vielleicht bei einem leichteren Fall nötig gewesen wäre, aber sie tat es auf eine unbedrohliche Art. Als sich Billy seines Stotterns bewußter wurde und diese langen Wiederholungen willkürlich variieren konnte, begriff er, daß er die Art, wie er stotterte, verändern konnte und daß er das Stottern kontrollieren konnte. Ich glaube, daß das die entscheidende Lektion war, die er lernen mußte.

Sein Stottern war zwanghaft gewesen. Er sprach eine gestotterte Sprache. Er glaubte, daß er keine andere Möglichkeit hatte, als wiederholend zu sprechen, und hatte sich damit abgefunden, so zu sprechen. Das war der Grund, warum er kein Anstrengungsverhalten zeigte. Er versuchte niemals, seine Sprechweise zu verändern, da er nicht wußte, daß dies überhaupt möglich war.

Die Therapeutin wäre wahrscheinlich in Schwierigkeiten geraten, wenn sie sofort versucht hätte, das Kind zum flüssigen Sprechen zu zwingen. Das Kind hätte vielleicht angefangen, Anstrengungsverhalten zu zeigen und sein Sprechen hätte sich verschlechtert. Aber so, wie sie das Zählen und die Variation der Wiederholungen durchgeführt hatte, war keine Bedrohung entstanden. Es war ein Spiel, das beiden Beteiligten Spaß gemacht hatte. Ebenso wie viele Stotterer, die ich kennengelernt habe, hörte Billy auf zu stottern, sobald er erkannt hatte, daß er sich entscheiden konnte und die Art, wie er stotterte, kontrollieren konnte, d.h. daß er nicht hilflos war. Dazu waren keine langwierigen Übungen und lange Therapiestunden nötig. Die Erkenntnis, daß er die Möglichkeit hatte, selbst zu wählen, war der kritische Faktor. Er fühlte sich nicht mehr hilflos.

Ich kann dieselbe Art der Therapie auch für Kinder empfehlen, die sehr lange Dehnungen machen. Auch hier würde ich etwas Pseudostottern vormachen, bei dem ein Laut oder die entsprechende stumme Stellung verschieden lange festgehalten wird. Das folgende Beispiel kann das veranschaulichen:

(T) „Beobachte mich mal. Ich werde jetzt einen Laut aushalten, bis sich meine Finger berühren. (Die Therapeutin hebt einen Finger jeder Hand und hält sie zehn Zentimeter entfernt voneinander hoch.) Ich habe eine Schwwwwwwwwwester. (Während die Therapeutin bei *Schwester* stottert, bewegt sie ihre Finger langsam aufeinander zu. Wenn sie sich dann schließlich berühren, sagt sie das Wort.) Was ist mit meinen Fingern passiert, als ich das Wort *Schwester* sagte?"

(K) „Sie haben sich aufeinander zu bewegt."

(T) „Das stimmt. Und was ist passiert, als sie sich berührten?"

(K) „Da hast du das Wort gesagt."

(T) „Richtig. Laß uns jetzt ein Spiel spielen. Du hältst deine beiden Finger hoch, genauso, wie ich eben und wenn ich einen Laut aushalte, bewegst du deine Finger langsam aufeinander zu. Ich muß diesen Laut solange aushalten, bis sich deine Finger berühren. Wenn sie sich berühren, sage ich das Wort. Laß es uns mal versuchen. Der Elefant hat einen llllangen Rüssel. (Das Kind bewegt seine Finger langsam aufeinander zu.) Jetzt bin ich dran. Ich halte sie soweit auseinander und du tust so, als ob du bei dem Wort *sehen* steckenbleibst. Vergiß nicht, daß du es erst sagen darfst, wenn du siehst, daß sich meine Finger berühren."

(K) „*Ssssehen.*"

(T) „Ei, du hast es nicht lange genug ausgehalten. Du hast nicht gewartet, bis sich meine Finger berührt haben. Versuch's noch einmal. (Das Kind macht es diesmal richtig.) Jetzt bist du dran. Halte deine Finger soweit auseinander, wie du willst, und ich halte das Wort *Schuh* solange aus, bis sie sich berühren. (Das Kind hält seine Finger soweit auseinander wie möglich.) So lange? Na gut. Vergiß nicht, deine Finger zu bewegen. *Schschschschschschschuh.* Puh. Das war aber lange."

Dies wären einige der Aktivitäten, die ich bei einem Kind, dessen Stottern vorwiegend aus Dehnungen besteht, benutzen würde. Ich versuche seine Angst und Unruhe durch die Benutzung der Finger und die Verwendung von Pseudostottern zu vermindern. Dann versuche ich, die Länge der Dehnungen zu variieren. Wenn man dem Kind einmal gezeigt hat, wie es sein Stottern variieren kann, sollte man allmählich die Länge der Dehnungen vermindern. Wenn das Kind entdeckt, daß es seine Stottermuster ändern kann, fängt das Stottern meistens an zu verschwinden. Man hat das krankhafte Wachstum der Störung zum Stillstand gebracht, und wenn dies geschehen ist, kehrt das flüssige Sprechen wieder zurück.

Schlußfolgerung

Ziemlich oft braucht man bei diesen leichten Stotterern nur so weit zu gehen. Diese wenigen simplen Aktivitäten, die Flüssigkeitsfestiger, über die wir im vorherigen Kapitel gesprochen haben, der Kontakt zu Eltern und Lehrern, die warme und entspannte Einstellung der Therapeutin und die Desensibilisierungsarbeit an seinen emotionalen Erfahrungen sind oftmals alles, was man braucht, um die Entwicklung des Stotterns umzukehren und das Kind dazu zu bringen, flüssig zu sprechen.

Ich möchte aber auch hier betonen, daß die Sprechaktivitäten nicht so wichtig sind wie die Änderung der Einstellungen des Kindes, bei der die Therapeutin hilft. Wenn es einem gelingt, dem Stottern etwas von seiner Rätselhaftigkeit zu nehmen, wenn man dem Kind hilft, einige grundlegende Eigenschaften seines Stotterns zu verstehen und seine Sprechflüssigkeit zu festigen, dann wird sich das Kind selbst heilen. Da sein Stottern noch kein voll entwickeltes Syndrom ist, dessen Bewältigung einen großen Einsatz erfordern würde, ist ein solcher Ansatz bemerkenswert effektiv. Es hat mich immer wieder erstaunt, mit welcher Leichtigkeit dieser Wandel in einem jungen Kind stattfindet. Die Aufgabe der Therapeutin ist es nur, den richtigen Schlüssel zu finden, der das Stottern des Kindes begreifbar und weniger bedrohlich macht. Natürlich ist jedes Kind unterschiedlich, und man weiß nie ganz sicher, welchen Schlüssel jedes einzelne Kind entdecken muß. Es scheint, daß es an einem bestimmten Punkt versteht, was vor sich geht, und dann aufhört sich anzustrengen. Ich habe schon mit Kindern gearbeitet, die nach Hause gegangen sind und ihren Müttern erzählt haben: „Weißt du, warum ich manchmal stottere? Es ist, weil ich bei einigen Wörtern Sprünge mache." Oder sie sagen: „Ich presse meine Lippen zu fest aufeinander und lasse das Wort nicht herauskommen. Deshalb stottere ich." Wenn diese Einsicht erfolgt ist, dann scheint das Stottern zu verschwinden. Das Verständnis dessen, was es tut, und die Einsicht, daß das Kind das nicht so wie bisher tun muß, scheinen genug zu sein. Das Stottern verschwindet selten über Nacht, aber es besteht wenig Zweifel daran, daß auf diese Weise ein Fortschritt erzielt wird.

Je mehr Erfahrungen ich mit diesen leichten Stotterern mache, desto wichtiger erscheint mir die therapeutische Intervention. Ich helfe ihnen sehr dabei, das Stottern zu verstehen und ihre Fähigkeiten zu verbessern, etwas gegen das Stottern zu tun. Vielleicht hätten sie das flüssige Sprechen alleine erreicht, aber ich habe es ihnen in jedem Fall erleichtert. Ich weiß allerdings auch, daß viele von ihnen den Übergang zu normalem Sprechen nicht von alleine schaffen, sondern eine schwere Behinderung entwickeln und dann ein lebenslanges Schandmal unserer Inkompetenz darstellen.

Der chronische Stotterer

Lassen Sie uns nun auf dem Kontinuum schwerer werdenden Stotterns zu dem Kind kommen, für das das Stottern eine deutlich erkennbare Behinderung ist. Ein solches Kind zeigt eine große Anzahl Stotterereignisse, die manchmal recht schwer sein können. Dies ist das Kind, vor dessen Behandlung man sich am meisten fürchtet, wenn man sich seiner eigenen Fähigkeiten unsicher ist, mit Stotterern arbeiten zu können. Man fürchtet sich, weil das Kind auf jeden Fall Hilfe braucht und die Leute von einem erwarten, daß man das Kind auch in Therapie nimmt.

Die meisten Therapeutinnen scheinen den Zeitpunkt der Chronifizierung mit dem Erreichen der Geschlechtsreife gleichzusetzen und meinen, daß niemand ein echter Stotterer wird, bis er das Jugendalter erreicht hat. Nach meiner Erfahrung ist dies einfach nicht wahr. Ich habe schon mit Kindern zu tun gehabt, die erst vier Jahre alt waren, und die ich dennoch als chronische Stotterer einordnen würde. Da ich nicht beabsichtige, mich hier auf theoretische oder semantische Diskussionen einzulassen, möchte ich hier erklären, was ich unter dem Begriff chronischer Stotterer verstehe.

Das Sprechen eines solchen Kindes ist von Wiederholungen gekennzeichnet, die oftmals aus mehr als fünf Zyklen bestehen. Diese Wiederholungen zeigen manchmal Steigerungen in Tonhöhe oder Lautstärke. Sie sind häufig und tauchen an verschiedenen Stellen im Satz auf, nicht nur am Anfang. Der chronische Stotterer jeden Alters neigt dazu, sich anzuspannen und anzustrengen, wenn er spricht. Grimassierungen und andere sekundäre Merkmale können hinzukommen, die durch seine Anstrengung hervorgerufen werden. Chronische Stotterer aller Altersstufen lassen oftmals erkennen, daß sie das Stottern schmerzt, daß es sie ängstigt oder daß sie sich wegen des Stotterns schämen. Das ist jedoch nicht immer der Fall, denn einige der jungen chronischen Stotterer scheinen sich nur wenig Sorgen wegen ihres Stotterns zu machen. Der chronische Stotterer blockiert seinen Atemfluß bei vielen seiner Äußerungen, und dieses Blockieren kann so heftig werden, daß sich sein Gesicht rötet, er mit den Augen zwinkert oder Teile seines Körpers zucken.

Ein anderes Kind hat vielleicht sehr wenig offenes Stottern, da es schon gelernt hat, wie man das Stottern dadurch verstekken kann, daß man das Aussprechen von Wörtern, die schwierig erscheinen, hinauszögert oder vermeidet. Oder das Kind geht zurück und fängt von neuem an, etwa wie: „Ich will das rrr... ah ah... ich will ah em... na ja ich ah will das Auto, das rote Auto." Wenn man Verhalten dieser Art beobachtet, kann man damit rechnen, daß es schwierig sein wird, ihm zu helfen, dem Stottern entgegenzutreten. Man muß dann eine erhebliche Zeit darauf verwenden, ihm zu helfen, seinem Stottern zu begegnen, bevor man damit anfangen kann, es zu verändern.

Damit möchte ich die Charakterisierung des chronischen Stotterers beenden. Ich habe die Erfahrung gemacht, daß die meisten Therapeutinnen erkennen, wann sie einen solchen Stotterer vor sich haben. Das Problem ist nicht die Diagnose, sondern die Behandlung.

Am Anfang ist die Therapie des jungen chronischen Stotterers ganz ähnlich der Therapie des leichten Stotterers. Nach einem langsamen und indirekten Anfang steuert man schrittweise eine direktere Konfrontation mit dem Stottern an. Und wiederum sollte die Geschwindigkeit, in der man vorgeht, nur von der Bereitschaft des Kindes abhängen. Wenn man zu schnell vorgeht, wird einen das Verhalten des Kindes bald warnen. Abgesehen von einigen Ausnahmen glaube ich, daß es normalerweise klüger ist, langsam vorzugehen. Man darf nicht vergessen, daß sich das Kind erst daran gewöhnen muß, daß wir sein Stottern gemeinsam erforschen werden. Es braucht Zeit, das Vertrauen zu entwickeln, das notwendig ist, bevor es einem sein Stottern und seine Gefühle bezüglich des Stotterns zeigen kann. Trotzdem sollte man auch nicht so langsam voranschreiten, daß das Kind und auch die Therapeutin selbst sich langweilen oder beide vergessen, daß sie eine Aufgabe lösen wollen und nicht nur spielen und Spaß haben sollten. Man muß immer bereit sein, schnell voranzuschreiten, sobald das Kind einem die Möglichkeit dazu gibt, und man sollte auch in der Lage sein abzubremsen oder anzuhalten, falls einem die Reaktionen des Kindes das nahelegen.

Ebenso wie beim leichten Stotterer fange ich normalerweise damit an, einige Beispiele meines eigenen Pseudostotterns zu kommentieren, bevor ich mich mit seinem Stottern befasse. Später besprechen wir dann einige seiner echten Stotterereignisse in einer objektiven Form und versuchen dabei zusammen, einige der allgemeinen Eigenschaften seines Stotterns festzustellen. Beim leichten Stotterer ist dies oft alles, was man in der Therapie tun muß, beim chronischen Stotterer jedoch muß man weiter gehen.

Die drei Arten, ein Wort zu sagen

Nachdem wir das Stottern in einer allgemeinen Art erforscht haben, beginnen wir normalerweise darüber zu sprechen, daß es drei Arten gibt, ein Wort auszusprechen, nämlich die flüssige Art (fluent way), die anstrengende, schwer gestotterte Art (hard stuttering way) und die einfache, leicht gestotterte Art (easy stuttered way). Im folgenden Beispiel wird demonstriert, wie man diese drei Arten anwendet:

(T) „John, ich möchte dir mal was erzählen. Wir werden jetzt die drei verschiedenen Arten kennenlernen, wie man ein Wort sagen kann. Eine Art ist die normale. Wenn ich ein Wort auf diese Art sagen will, so würde es etwa so klingen,

Jacke (die Therapeutin deutet auf ihre Jacke). Und jetzt gibt es noch eine andere Art, auf die ich das Wort sagen kann, *J...* (die Therapeutin blockiert den Atemfluß und zeigt etwas Anstrengungsverhalten) *J-j-jacke.* Oh, das war ziemlich anstrengend. Das nennt man die schwere Art ein Wort zu sagen. Und jetzt kommt die dritte Art, *Jjjacke* (die Therapeutin macht einfache, nicht anstrengende Dehnungen oder Wiederholungen). Das war die leichte Art.

Bis jetzt hast du immer versucht, alle Wörter auf die normale Art zu sagen, aber manchmal bleibst du stecken. Wenn man Wörter auf die leichte Art sagt, ist das nicht so schlimm. Immer dann, wenn du jetzt bei einem Wort steckenbleibst, werden wir lernen, es auf die leichtere anstatt auf die schwere Art zu sagen. Kinder, die gelernt haben, auf diese leichte Art zu stottern, bleiben nicht so oft stecken, und später erzählen sie mir dann, daß mehr und mehr ihrer Wörter anfangen ganz natürlich, d. h. auf die normale Art, herauszukommen. Das ist zwar alles im Moment nicht ganz leicht zu verstehen, aber wir werden es üben.

Laß uns jetzt ein kleines Spiel spielen. Ich werde einige Wörter sagen und deine Aufgabe ist es, mir zu sagen, ob ich die Wörter auf die normale, die schwere oder die leichte Art gesagt habe. *Jacke.* War das die normale, die leichte oder die schwere Art? Paß auf, ich sag es noch mal. *Jacke.*"

(K) „Normal."

(T) „Das stimmt. Und wie steht es hiermit? *Ti...* (blockiert den Atemfluß) *Tisch.* Welche Art war das?"

(K) „Die schwere?"

(T) „Das ist richtig. Da bin ich ganz schön steckengeblieben, nicht wahr? (Ich zeige dem Kind normalerweise noch einige Beispiele dieser beiden Arten, damit es sie genau unterscheiden kann, bevor ich ihm ein Beispiel für die leichte Art zeige.) Und was ist mit diesem Wort? *Gggelb.*"

(K) „Schwer."

(T) „Ha, da hab ich dich aber reingelegt. Hör noch mal zu, war es die schwere Art? *Gggelb.*"

(K) „Na ja, du hast jedenfalls gestottert."

(T) „Die normale Art war es also nicht, oder? Aber war es die schwere Art, so wie *G...* (die Therapeutin macht einen schweren Block bei *gelb*) *Gegegelb*?"

(K) „Nein, so schlimm war es nicht, aber du hast jedenfalls gestottert."

(T) „Das stimmt, aber erinnerst du noch, was ich dir über diese leichte Art erzählt habe? Hör noch einmal zu. *Gggelb.*"

(K) „Ja, das war leichter."

(T) „Das stimmt. Ich hab mich nicht so dabei verkrampft, nicht wahr? Ich hab es einfach herauskommen lllassen, so wie ich es gerade mit *lllassen* gemacht habe. Hast du das mitbekommen?"

(K) „Ja, du hast nicht deinen Atemfluß blockiert oder so."

Ich verwende dieses Spiel in jeder Sitzung für ein paar Minuten, bis das Kind jede Art richtig erkennen kann. (Um möglichen Mißverständnissen vorzubeugen: Der Autor transkribiert das, was er schweres Stottern nennt, als Wiederholung, z.B. *gegegelb.* Dieses schwere Stottern kann Wiederholungen enthalten oder auch nicht. Das, was der Autor leichtes Stottern nennt, wird hier als Dehnung transkribiert, z.B. *gggelb.* Es kommt aber nicht auf die Dehnung des Konsonanten an, sondern auf den lockeren und allmählichen Übergang auf den Vokal. Anm. d. Übers.)

Bevor ich fortfahre, möchte ich noch einiges bemerken. Es ist wichtig, daß die Therapeutin bei diesem Spiel diejenige ist, die das Pseudostottern macht, und nicht das Kind. Es zeigt dem Kind erstmal, daß sie sich ihres Stotterns nicht schämt und hilft somit dem Kind, damit anzufangen, bezüglich seines Stotterns objektiver zu werden. Kinder sind manchmal am Anfang recht unwillig, ihrem Stottern entgegenzutreten. Es ist viel leichter für sie, das Stottern der Therapeutin zu beobachten und zu bewerten. Wenn man etwas stottert, so ist das Kind auch eher bereit, das eigene Stottern zu zeigen. Es gibt eine eiserne Regel in meiner Therapie: Ich lasse ein Kind niemals etwas machen, das ich nicht zuvor selbst gemacht habe.

Interessant an der obigen Mitschrift ist, daß das Kind entschlossen war, jede kleine Unflüssigkeit als Stottern zu bezeichnen. Nach der Pseudodehnung der Therapeutin bei dem Wort *gelb* sagte das Kind: „Na ja, du hast jedenfalls gestottert." Dieses spezielle Stotterereignis war nicht schwerer als das, was jeder normale Sprecher manchmal hat, und dieses Kind bezeichnete es als Stottern. Das mag einer der Gründe sein, warum es nicht aus den Unflüssigkeiten herausgewachsen ist. Oder vielleicht ist es zu einem chronischen Stotterer geworden, weil es ein fast fanatisches Interesse an perfektem Sprechen entwickelt hat. Wie schade, daß es nicht behandelt wurde, als es noch jünger war. Frühe Therapie ist so wichtig. Wer weiß, vielleicht hätte man einige seiner Fehlauffassungen schon in einem frühen Lebensalter berichtigen können und so verhindern können, daß das Kind sich zu dieser fortgeschritteneren Stufe des Stotterns hin entwickelt.

Der nächste Schritt beim Gebrauch der drei Arten des Sprechens ist der, das Kind dazu zu bringen, die drei Arten frei zu gebrauchen, etwas flüssig zu sagen, schwer zu stottern oder bei einem Wort nur leicht zu stottern. Dies lehrt es, sein Sprechverhalten zu bewerten. Und natürlich trägt es dazu bei, das Kind gegen sein Stottern zu desensibilisieren. Das wird in folgendem Beispiel deutlich, das aus einer der folgenden Sitzungen stammt.

(T) „Gut, ich glaube, ich kann dich nicht mehr überlisten. Du schaffst es immer, mir zu sagen, welche der drei Arten ich benutze. Also werden wir jetzt etwas anderes machen. Du bist jetzt damit dran, ein paar Wörter zu sagen, und meine

Aufgabe ist es, dir zu sagen, ob du sie auf die leichte, die schwere oder die normale Art gesagt hast. Bist du bereit? Wie wär es mit diesem hier?" (Die Therapeutin hält einen Elefanten hoch.)

(K) *„Das ist ein Elefant."*

(T) „Das war die normale Art."

(K) „Stimmt."

(T) „Wie ist es mit diesem?"

(K) *„Das ist ein Känguruh."*

(T) „Normal."

(K) *„Das ist ein Auto."*

(T) „Normal. Ei, du machst immer nur die normale Art. Wie ist es mit einer anderen? Kannst du zum Beispiel das Wort *Tisch* auf die schwere Art aussprechen?"

(K) „*Ti...* (das Kind bläst die Backen auf, blockiert den Atemfluß und wird rot im Gesicht) *TISCH.*" (Schließlich kommt das Wort heraus, wie mit einem Knall.)

(T) „Oh, da bist du aber richtig steckengeblieben!" (Beide lachen.)

(K) „Ja, da bin ich wirklich steckengeblieben."

(T) „War das ein echtes Steckenbleiben?"

(K) „Nein, ich hab nur so getan als ob, wie du mir gesagt hast." (Die Therapeutin erkennt, daß ihre ursprüngliche Aufgabe zu schwierig war, und daher ändert sie ihren Plan und versucht, das Kind dazu zu bringen, ihren Gebrauch der drei Arten zu imitieren.)

(T) „Nun gut, laß es uns auf eine andere Art versuchen. Ich werde jetzt ein Wort auf eine der drei Arten sagen und es ist deine Aufgabe, das Wort genauso wie ich zu sagen. Wenn ich es auf die schwere Art mache, so machst du es auch auf die schwere Art, genau wie ich. Ich sehe die Ka... (blockiert den Atemfluß) ka-ka-katze. Mach du das mal."

(K) *„Ich sehe die Ka... ka-ka-katze."*

(T) „Hab ich es auf die schwere Art gesagt?“

(K) „Ja.“

(T) „Hast du es auf die schwere Art gesagt?“

(K) „Ja.“

(T) „Das stimmt. *Dddas* (sehr leichte, kurze Dehnung) *Krokodil ist grün.*“

(K) „*Das Krokodil ist grün.*“

(T) „Hör noch einmal zu. Ich hab ein Wort auf die leichte Art gemacht, und du hast das diesmal nicht gemacht. *Dddas Krokodil ist grün.* Welches war das Wort, bei dem ich die leichte Art angewendet habe?“

(K) „Das.“

(T) „Na gut, dann laß uns mal sehen, ob du das Wort *das* genauso sagen kannst, wie ich.“

(K) „Ich weiß aber doch nicht wie.“

(T) „So. (Die Therapeutin hebt zwei Finger, hält sie etwa zehn Zentimeter voneinander entfernt in die Luft und führt sie dann langsam zusammen, während sie die Dehnung macht.) Was ist passiert, als sich meine Finger berührten?“

(K) „Du hast das Wort gesagt.“

(T) „Das ist richtig. Versuch du es jetzt mal. Beobachte meine Finger.“ (Beide dehnen das Wort das, während die Finger der Therapeutin sich aufeinander zu bewegen. Als sie sich berühren, sagen beide das Wort.) „Mal sehen, ob du jetzt eins alleine machen kannst. Achte auf meine Finger.“

Die Therapeutin geht jetzt unter Verwendung der drei Arten eine ganze Reihe von Wörtern mit dem Kind durch, indem sie die drei verschiendenen Arten, ein Wort zu sagen, benutzt. Bei manchen „leichten“ Wörtern benutzt sie eine kleine Dehnung, bei anderen eine kurze Wiederholung. Jetzt, da das Kind es lernt, sie richtig zu imitieren, kann sie wieder dazu übergehen, es die Wörter allen sagen zu lassen.

(T) „Wie wär's mit dem Wort *Jacke* auf die leichte Art?"
(K) *„Jjjjacke."*
(T) „Super, das war schön und locker. Jetzt sag mir ein Wort und sag mir, ob ich es auf die leichte oder die schwere Art sagen soll."

Sie wechseln sich ab und sagen sich gegenseitig Wörter und wie sie gesagt werden sollen. Wie man sehen kann, mußte die Therapeutin ihren Plan ändern. Das Kind konnte nicht sofort diese leichte Art benutzen. Das kommt bei einigen dieser Patienten vor. Die Therapeutin mußte langsamer vorangehen. Sie mußte dem Kind erst einmal mit ihren Fingern zeigen, daß es eine Dehnung machen muß. (Auch jede andere körperliche Hilfestellung, die ihm zeigt, was sein Mund tun soll, kann helfen.) Erst danach konnte die Therapeutin einige Wörter in einer der drei Sprechweisen vom Kind fordern. Sie mußte dem Kind bei einigen dieser Wörter helfen, bis es den Dreh heraus hatte. Erst dann konnte die Therapeutin auf ihren Therapieplan zurückkommen.

Da sie dem Kind jetzt beigebracht hat, diese drei Arten zu erkennen und benutzen, kann sie im weiteren Verlauf der Therapie davon Gebrauch machen. Immer dann, wenn sie mit dem Kind über ein gestottertes Wort spricht, haben sie eine gemeinsame Wissensbasis, um sich besser zu verstehen. Da alle Stotterer die Korrektur ihrer Störung schon im eigenen Munde, d.h. in den eigenen Händen haben, kann man sie auf einige ihrer Wörter, bei denen sie schon auf die leichte Art stottern, aufmerksam machen, die sie vielleicht bis zu diesem Zeitpunkt noch gar nicht bemerkt haben. Es kommt nur sehr selten vor, daß ein Stotterer gar kein Stottern dieser leichten Art hat, aber sehr oft wird es einfach ignoriert, und der Stotterer bemerkt gar nicht, daß er auch leicht stottern kann. Was er kennt, ist sein schweres, anstrengendes Stottern. Ein Beispiel mag etwa so klingen:

(T) „Hey, warte mal einen Moment. Hast du bemerkt, daß du gerade auf diese leichte Art gestottert hast? Du hast *Ich mmmag das rote Auto* gesagt. Du hast das Wort *mag* auf diese leichte Art gesagt, über die wir gesprochen haben. Wußtest du das?"

(K) „Nein."

(T) „Siehst du, du fängst schon an, einige dieser schwer gestotterten Wörter ganz locker und auf diese leichte Art herauszubekommen, und du hast es nicht einmal bemerkt. Auf jeden Fall sag ich dir Bescheid, wenn ich das noch mal höre."

Es gibt einige Gründe dafür, seine Aufmerksamkeit auf diese Wörter zu lenken. Erstens hilft es dem Kind, sich der positiven Dinge bewußt zu werden, die es schon macht, und regt es vielleicht dazu an, noch öfter auf die leichte Art zu stottern. Zweitens geben wir dem Kind auf diese Weise ein wenig Hoffnung. Vielleicht wird alles besser und dieser Sprechlehrer kann mir helfen! Und drittens machen wir Fortschritte bei der Desensibilisierung.

Die Lokalisierung der Anspannung

Zusätzlich zu den Übungen mit den drei Arten, ein Wort zu sagen, arbeite ich auch daran, seine tatsächlichen Stotterformen genauer zu beschreiben. Ich möchte erreichen, daß das Kind weiß, was es tut, wenn es stottert. Dieses Verfahren habe ich schon beim leichten Stotterer angewandt, und ich mache nun dasselbe beim chronischen Stotterer.

Auch dieses Mal übertreibe ich es mit dem Analysieren nicht, aber ich möchte, daß das Kind weiß, wo in seinem Mund es bei einigen Wörtern steckenbleibt. Man kann dieses neue Wissen am besten dadurch vermitteln, daß man eine gewisse Anzahl von Beispielen anhand einiger pseudogestotterter Wörter gibt. Die Therapeutin und das Kind versuchen dann zusammen herauszufinden, an welcher Stelle die Verkrampfung oder Spannung aufgetreten ist. Die Spannung kann zum Beispiel bilabial sein, wie etwa in *Papier*, oder lingua-alveolar, wie in *Tisch*. Man sollte möglichst Beispiele von Wörtern geben, die mit unterschiedlichen Lauten beginnen, um möglichst viele verschiedene Zonen der Spannung zu erforschen. Normalerweise wird das Kind Schwierigkeiten haben, die Spannung zu lokalisieren, sofern es nicht bei dem entsprechenden Wort pseudostottert, d.h. das Stottern der Therapeutin imitiert. Man sollte das Kind ermutigen, dies zu tun, falls es nicht in der Lage ist, die Spannung beim Stottern der Therapeutin zu lokalisieren. Später läßt man es dann selbst pseudostottern, und das Kind soll uns sagen, wo in seinem Mund es selbst gestottert hat.

(T) „Kannst du so tun, als ob du bei dem Wort *Tisch* stotterst?"
(K) „*Ti... Tititisch.*"
(T) „Wo in deinem Mund hat sich etwas verkrampft?"
(K) „Meine Zunge ist bei dem /t/ steckengeblieben."
(T) „Genau. Und wo war deine Zunge, als sie steckengeblieben ist?"
(K) „Weiß ich nicht mehr."
(T) „Nun gut, dann versuch es doch einfach noch einmal, und sieh, ob du merkst, wo deine Zunge steckenbleibt."
(K) (Das Kind stottert noch einmal bei *Tisch*.) „Meine Zunge ist hinter den Zähnen steckengeblieben."

Wenn das Kind erst einmal die Spannung beim Pseudostottern identifizieren kann, dann kann man es dasselbe bei echt gestotterten Wörtern machen lassen. Nach einem besonders schweren Stotterereignis kann man das Kind zurückgehen lassen, damit es feststellen kann, was sein Stottern verursacht hat. Wenn man damit anfängt, ein Kind auf diese Art zu unterbrechen, dann muß man darauf achten, daß man es nicht unterbricht, wenn es gerade über wichtige oder emotionale Dinge spricht. Auch dann, wenn das nicht der Fall ist, muß man ihm zeigen, daß man versteht, wie unangenehm es ist, wenn man unterbrochen wird.

(T) „In den nächsten paar Minuten werde ich dich ab und zu unterbrechen, wenn du bei einem Wort steckenbleibst. Unterbrochen zu werden ist nicht schön, aber wenn wir das Sprechen leichter machen wollen, dann müssen wir lernen, was mit dir geschieht, wenn du stotterst."

Dies ist ein sehr wichtiger Abschnitt in dieser Art von Therapie. Das Kind lernt nach seinem Stottern zu greifen und es zu berühren. Das ermöglicht ihm zu begreifen, daß das Stottern eine physische Sache ist, die man ohne Angst und Schmerz fühlen und erleben kann. Die negativen Gefühle, die das Stottern umgeben, kommen aus der Dunkelheit der Ignoranz und Irrationalität, und sie können das Licht der Konfrontation und Beobachtung nicht ertragen. Sobald das Kind anfängt, seinem Stottern entgegenzutreten und es zu untersuchen, fängt es an, die Umklammerung des Stotterns zu brechen.

Die Nachbesserung

Da das Kind jetzt etwas über leichtes und schweres Stottern gelernt hat, kann man ihm helfen, eine leichtere und bessere Art zu stottern zu erlernen, und zwar bei den Wörtern, bei denen es gerade gestottert hat. Sein ganzes Leben haben ihm Leute gesagt, daß es das Wort noch mal sagen soll, aber immer war klar, daß die Wiederholung flüssig sein sollte. Für einen chronischen Stotterer ist dieser Schritt zu groß. Außerdem weiß das Kind, wie es das Wort flüssig ausspricht. Was es jedoch nicht weiß ist, wie man ohne Abnormität stottert.

Ich beabsichtige, dem Kind eine bessere, eine leichtere Art des Stotterns beizubringen, die ihm und anderen keine Probleme bereitet. Das flüssige Sprechen kommt später von selbst, und zwar dann, wenn das Kind gelernt hat, daß es nicht hilflos werden und daß es sich nicht anstrengen muß und keine Wörter zu vermeiden braucht. Die Leserin sollte erkennen, daß ich bei jedem Stotterer versuche, das Stottern in eine frühere, leichtere Form zurückzuführen. Ich versuche, die Zeit zurückzudrehen bis zu der Zeit, als sein Stottern nur aus leichten Dehnungen oder Wiederholungen bestand. Hier ist ein Beispiel, wie man vorgehen kann:

(T) „Ich werde jetzt bei einigen Wörtern auf diese schwere Art steckenbleiben. Du tust so, als wärst du der Sprechlehrer. Unterbrich mich immer, wenn du mich auf diese schwere Art steckenbleiben hörst, und zeig mir dann, wie ich es machen soll, damit es leichter herauskommt. Du mußt jetzt aber aufpassen, daß du mich nicht unterbrichst, wenn ich auf die leichte Art stottere. Unterbrich mich nur, wenn ich auf die schwere Art stottere. Okay. Du bist jetzt der Lehrer... Na ja, Herr Lehrer, gestern nach der Schule ging i... (die Therapeutin blockiert den Atemfluß) ich... Hey, warum hast du mich nicht unterbrochen? Hast du nicht gehört, daß ich bei *ich* steckengeblieben bin?"

(K) „Doch schon, aber ich hab nicht dran gedacht."

(T) „Vergiß jetzt nicht, mich zu unterbrechen und mir zu zeigen, wie man es auf die leichte Art macht, damit ich lerne, es besser zu machen... Ich bin nach Hause gegangen, um mir mm... mmmeine alten Kleider anzu..."

(K) „Hey, du bist bei *meine* ganz schön steckengeblieben."

(T) „Ja, Herr Lehrer, aber ich wollte es nicht. Wie kann ich es denn besser sagen?"

(K) „Sag *meine. Meine alten Kleider.*"

(T) „Ja, aber manchmal bleibe ich ganz stark stecken, wenn ich versuche, es so perfekt zu sagen.“

(K) „Oh stimmt, dann sag lieber *mmmmeine*, richtig langsam und glatt, so wie ich's gerade gemacht hab.“

(T) „Na gut, laß mich mal probieren... *meine*.“ (Die Therapeutin sagt das Wort flüssig.)

(K) „Nein, mach es mal so langsam und glatt, so... *mmmeine*. Das ist auch so eine Art stottern, verstehst du, aber nicht so schlimm.“

(T) „Okay. Mmm... (Die Therapeutin hat einen weiteren harten Block.)“

(K) „Nein, mach es leichter. Verkrampf dich nicht so stark, mach lieber *mmmmeine*, so geht's.“

Wir wechseln uns dann mit dem Lehrerspielen ab. Kinder lieben es, den Lehrer zu spielen, und es hilft ihnen wirklich beim Lernen. Ich habe häufig festgestellt, daß Kinder eine Vorgehensweise besser begreifen, wenn sie versuchen, sie jemand anderem beizubringen.

Dies ist also eine weitere gute Aktivität, die einem dabei hilft, das Stotterverhalten in ein früheres, leichteres Stadium zurückzuführen. Sie hilft den Kindern auch zu verstehen, auf was sie in der Zukunft hinarbeiten müssen. In dieser Phase der Therapie geht es mir nicht um Sprechflüssigkeit. Die kommt später. Ich bin daran interessiert, eine leichtere Form des Stotterns zu erfinden. An diesem Beispiel läßt sich aber der Druck erkennen, unter dem die Kinder stehen, die meinen, sie müßten perfekt sprechen. Als das Kind zum ersten Mal die Therapeutin korrigierte, zeigte es ihr, wie man das Wort flüssig ausspricht, anstatt es auf die geforderte leichte Art auszusprechen. Es bedarf eines erheblichen Aufwandes, diese jungen Stotterer dazu zu bringen einzusehen, daß man das Stottern zunächst leichter machen sollte, worauf das flüssige Sprechen von selber folgt. In dieser Hinsicht unterscheiden sich die Kinder nicht von den Erwachsenen. Sie wollen sofort flüssig sprechen können, obwohl es offensichtlich ist, daß der Schritt vom Stottern zum flüssigen Sprechen viel zu groß ist.

Die Abwandlung des Stotterns in eine leichtere Form

Jetzt ist das Kind bereit, noch einen Schritt weiter zu gehen. Dieser Schritt besteht darin, ein schweres Stotterereignis zu nehmen und es in eine leichtere Form zu bringen. (In der Therapie von stotternden Erwachsenen heißt diese Technik *Pullout.*) Das Stottern soll in dem Augenblick modifiziert werden, in dem es geschieht. Das zu lehren und zu lernen ist nicht leicht, aber es ist möglich. Es bedeutet, daß sich das Kind mit seinem Stottern konfrontieren muß, um sich dann bewußt zu bemühen, seine Mundbewegungen so zu manipulieren, daß eine leichtere Form des Stotterns entsteht. Aus diesem Grund habe ich so viel Wert auf das Erlernen der drei Arten, ein Wort zu sagen, gelegt. Deswegen ist die Arbeit, die ich oben geschildert habe, so wichtig. Man muß eine gute Grundlage schaffen, so daß sich die neuen Aufgaben leichter bewältigen lassen. Man kann mit dieser Aktivität folgendermaßen beginnen:

(T) „Laß mich dir etwas zeigen. Siehst du diesen Stift? Paß auf, was damit passiert. (Die Therapeutin legt ihre Hand um den Stift und versucht erfolglos, den Stift durch die geballte Faust hochzuschieben.) Warum kann ich den Stift nicht hochdrücken?"

(K) „Weil du deine Faust zu fest zuhältst."

(T) „Das stimmt. Ich habe meine Faust so fest geschlossen, daß ich den Stift nicht durchdrücken kann. Das hat sehr viel Ähnlichkeit mit einem Wort, bei dem du steckenbleibst. Das Wort ist wie der Stift und dein Mund ist wie die Faust. Manchmal, wenn du deinen Mund so fest verschließt, kann das Wort gar nicht herauskommen. Paß jetzt auf, was mit meiner Faust passiert, wenn ich das Wort sage. Dies ist meine Ja... (Die Therapeutin versucht, den Stift durch ihre geschlossene Faust zu drücken, während sie schwer stottert. Nachdem sie nach und nach sowohl ihre Faust als auch ihren Mund lockert, kommen Stift und Wort ganz langsam heraus.) *Jajajacke.* Kannst du mir sagen, was passiert ist?"

(K) „Na ja, als du deine Faust gelockert hast, da konnte der Stift ganz leicht herauskommen."

(T) „Und was ist mit dem Wort *Jacke*, bei dem ich steckengeblieben bin?"

(K) „Das kam auch besser heraus, als du deine Faust gelockert hast."

(T) „Das ist richtig, es war, als ob mein Mund dasselbe wie meine Faust machte. Schau noch einmal zu. Wenn ich meine Faust verkrampfe, verkrampfe ich auch meinen Mund, und wenn ich dann anfange langsam meine Faust zu entspannen, fange ich auch gleichzeitig an meinen Mund zu entspannen. Ich trage eine *Ja...* (die Therapeutin blockiert den Atemfluß und verschließt gleichzeitig ihre Faust) *Jajajacke.* (Während sich ihre Faust lockert, entspannt sich auch ihr Mund, und das Wort kommt allmählich ganz leicht heraus. Die Therapeutin tut dies noch einige weitere Male, bis das Kind begriffen hat, worum es geht.) Dieses Mal werde ich meinen Mund verkrampfen und anfangen, schwer zu stottern. Wenn ich das mache, dann machst du eine Faust. Dann, wenn du deine Faust entspannst, entspanne ich auch meinen Mund und lasse das Wort ganz locker und leicht herauskommen. Bist du bereit? Laß es uns mal versuchen.

Hier ist ein Elefant und er hat einen langen R... (blockiert den Atemfluß). Hey, du vergißt, deine Faust zu ballen. Versuchen wir es noch einmal. Hier ist ein Kä... KÄNGURUH. (Das Wort kommt heraus wie durch eine Explosion, da das

Kind seine Faust zu schnell öffnete.) Sieh mal, du hast deine Faust zu schnell geöffnet, so daß das Wort förmlich heraussprang. Vergiß also nicht, deine Faust ganz langsam zu öffnen, so daß ich meinen Mund auch ganz langsam entspannen kann. Versuchen wir es noch einmal.

Dieses Nilpferd ist g . . . grogroß. Das war schon viel besser. Hast du gehört, wie schön das Wort herausgekommen ist? Erst bin ich richtig fest steckengeblieben, dann aber habe ich das noch ganz schön und leicht und einfach gesagt. Laß uns das noch ein paar Mal machen."

Die beiden machen noch ein paar Wörter auf dieselbe Weise, bis das Kind anfängt zu verstehen. Oftmals, wenn die Kinder erst einmal begreifen, daß die Therapeutin so lange stottern muß, wie sie ihre Faust verschlossen halten, lassen sie sie eine Ewigkeit verschlossen. Dann lächele ich nur und füge mich ihnen. Es macht den Kindern großen Spaß, ihren Sprechlehrer auf diese Weise zu quälen. Ein Kind hat nur wenige Möglichkeiten, es all den Erwachsenen auf dieser Welt heimzuzahlen. Wenn sie einen aber einen Block sehr lange aushalten lassen, so sollte man lachend und außer Atem den Block beenden. Sie sollen sehen, daß das Erlebnis so langen Stotterns einem keine Angst gemacht hat. Ich kann darüber lachen. Lachen und Angst vertragen sich nicht. So zeigen wir ihm nicht nur eine neue Art zu stottern, sondern helfen ihm auch noch, seine emotionale Notlage zu bewältigen.

Leichtes Stottern für die Therapeutin

Die Lockerung des Mundes und das leichte und langsame Herauslassen des Wortes ist relativ einfach bei Wörtern wie *Jacke*, die mit einem dauerhaften Laut beginnen. Die Therapeutin lockert langsam ihren Mund und fängt dann an, das /ja/ langsam und glatt herauszulassen. Man könnte das *Dehnung* oder das Wort *herausgleiten lassen* nennen. Wie steht es aber mit einem Wort, das mit einem Verschlußlaut beginnt, wie *Tisch*? Dies ist ein bißchen schwieriger, und man muß es erst zu Hause üben. Am Beispiel des Wortes *Tisch* möchte ich demonstrieren, wie es sich anfühlen sollte, wenn man ein schwer gestottertes Wort in ein leicht gestottertes Wort umwandelt.

Wenn man bei diesem Wort stark stottert, dann fühlt man, wie die Zunge an den Zahnfächern der oberen Schneidezähne steckenbleibt. Man kann auch fühlen, daß sich Luftdruck hinter der Zunge aufbaut. Die Luft möchte entweichen, aber man zwingt sie mit seiner Zunge, hinten zu bleiben. Jetzt muß man allmählich den Druck abschwächen, der auf der Zunge liegt, indem man den Luftdruck, der gegen die Zunge drückt, reduziert. Dann reduziert man allmählich den Druck, den die Zunge ausübt. Wenn nun der Zungendruck etwas vermindert wird, hört man kleine Luftausbrüche, wenn die Luft versucht, zwischen Zunge und den Zahnfächern zu entweichen. Man muß nun versuchen, diese Ausbrüche in einen kleinen konstanten Luftstrom umzuwandeln. Hat man einmal diesen konstanten Luftstrom erreicht, dann ist es ein leichtes, die Stimme hinzuzufügen, um dann wieder in das Wort „hineinzugleiten". Man sollte aber achtgeben, nicht den Vokal zu dehnen. Es soll *Tttisch* und nicht *Tiiisch* heißen. (Ttt steht hier für den t-Verschluß und das Lösungsgeräusch, das im Falle des /t/ etwa zwischen /s/ und /sch/ liegt. Anm. d. Übers.)

Wenn man versucht, diesen Vorgang des leichten Stotterns aufzuschreiben, erscheint er ziemlich kompliziert. Versucht man es jedoch selber, so merkt man, daß es eigentlich ganz einfach ist. Der junge Stotterer wird wahrscheinlich von selbst damit anfangen, wenn er versucht, das Wort leicht und langsam zu sagen. In der oben dargestellten Sitzung fuhr die Therapeutin damit fort, diese Technik an weiteren Wörtern zu demonstrieren, bis sie meinte, daß das Kind es begriffen hatte. Auf diese Weise kann man dem Kind zeigen, wie es sich aus diesen schweren Blocks befreien kann. Natürlich wird hier diese neue Fertigkeit nur geübt, aber dieses Üben ist notwendig, wenn das Kind lernen soll, sein echtes Stottern in eine leichtere Form umzuwandeln.

Es tauchen natürlich einige Probleme auf, wie das immer der Fall ist, gleich was man tut. Neulich erst erzählte mir eine Therapeutin über den Erfolg, den sie mit einem jungen Stotterer hatte. Er hatte begriffen, daß er sein Stottern leichter machen konnte, indem er gleichzeitig Faust und Mund entspannte, und er erlebte zum ersten Mal, daß er ein Stotterereignis verändern konnte. Sein Klassenlehrer berichtete nicht nur von der plötzlichen Verbesserung seines Sprechens, sondern auch davon, daß er mehr Lust hat, sich an den Aktivitäten der Klasse zu beteiligen. „Aber," sagte der Lehrer, „jedes Mal, wenn er stottert, ballt er beide Fäuste."

Die Therapeutin machte sich Sorgen. Hatte sie das Stottern verschlimmert, indem sie ein Sekundärsymptom hinzugefügt hatte? Obwohl der Stotterer vielleicht nach und nach von selbst damit aufgehört hätte, diese Hilfe zu benutzen, wenn er mehr Übung in der Verminderung der Spannung beim Stottern bekommen hätte, war die Therapeutin entschlossen, dieses Verhalten sofort zu unterbinden. Am nächsten Tag, als das Kind herein kam, ließ die Therapeutin es seine Faust beobachten, während es bei einem Wort pseudostotterte. Beim nächsten Wort sollte es dies tun, ohne die Faust zu beobachten. Für die Therapeutin völlig überraschend konnte es das ohne Probleme. Tatsache ist, daß sie bis zum Ende der Woche nicht wieder über die Faust sprachen oder sie benutzten. Von da hatte das Kind die Idee der Veränderung des harten Stotterns in weiches Stottern begriffen und brauchte die Hilfe des körperlichen Beispiels nicht mehr.

Nachdem wir alle diese Fertigkeiten beim Pseudostottern in den Übungssitzungen gelernt haben, können wir mit den Modifikationen des Sprechens in realen Situationen beginnen.

Das Einbauen des leichten Stotterns in das reale Sprechen

Eines der Dinge, die ich dem Kind beibringen will, ist die Fähigkeit, dieses leichte, einfache Stottern in das Alltagssprechen einzubauen. Das hilft dem Patienten in mehrfacher Hinsicht. Erstens lernt er, während des Sprechens seinen Mund freiwillig zu manipulieren, wodurch sich seine Aufmerksamkeit auf das, was sein Mund tut, erhöht. Zweitens führt die Tatsache, daß man etwas freiwillig während des Sprechens tut, dazu, die Ängste vor dem Sprechen zu vermindern. Schließlich stellt die neue leichte Art des Stotterns ein gutes Modell des Zielverhaltens für den Patienten dar, das in der Therapie verfolgt wird.

Man kann dem Patienten auf vielen Wegen beibringen, wie er dieses leichte Stottern absichtlich einbauen kann. Man kann zum Beispiel beim Vorlesen einige Wörter unterstreichen. Diese unterstrichenen Wörter sollten dann in der leichten Stotterart ausgesprochen werden. (Man sollte dabei versuchen, nur solche Wörter zu unterstreichen, von denen man denkt, daß das Kind sie flüssig sagen kann.) Oder die Therapeutin berührt den Arm des Kindes, wenn sie will, daß das Kind bei einem der nächsten Wörter stottert und läßt ihre Hand auf seinem Arm, bis es bei einem Wort auf die leichte Art gestottert hat. Dann nimmt sie ihre Hand wieder zurück und wartet einige Sätze lang, bis sie ihre Hand wieder auf seinen Arm legt. Man kann dem Kind auch ein optisches Handzeichen geben und dieses erst wieder wegnehmen, wenn es bei einem Wort auf die leichte Art stottert. Natürlich darf das Kind das zuerst mit mir machen. Wenn es mir ein Signal gibt, dann sage ich das nächste Wort mit leichtem Stottern. Später wechseln wir uns dann mit dem Signalgeben ab. Bei dieser Aktivität lasse ich etwa auftretendes schweres Stottern unbeachtet. Ich würde nur darauf eingehen, wenn das Kind besonders viel Schwierigkeiten mit einem Wort hat. Dann kann man es vielleicht unterbrechen und mit ihm über das Wort sprechen. Mein Hauptanliegen ist jedoch, dem Kind die Erfahrung zu vermitteln, daß es in einer normalen Unterhaltung Wörter verändern kann.

Die Verwendung von Körperkontakt

Ich möchte an dieser Stelle noch etwas über das Berühren des Patienten sagen. Man muß als Therapeutin darauf achten, daß man nicht die Rechte des Patienten verletzt. Einige Kinder reagieren am Anfang negativ auf den physischen Kontakt mit der Therapeutin, und man sollte darauf vorbereitet sein. Obwohl viele Therapeutinnen meinen, daß sie das Recht haben, jedes Kind anzufassen, wann immer sie wollen, bin ich der Meinung, daß die Kinder ein Recht auf ihre Privatsphäre haben. Wir haben schon Therapeutinnen beobachtet, die (nachdem das Kind angespannt auf physischen Kontakt reagierte) das Kind fragten, wo sie es berühren dürften. Einige Kinder sagten, daß sie als Signal das Anfassen am Ärmel oder einem sonstigen Kleidungsstück wünschten. Man sollte als Therapeutin die Wünsche des Kindes in dieser Hinsicht respektieren.

Das trägt sehr dazu bei, den Respekt des Kindes zu gewinnen. Später, wenn sich das Kind und die Therapeutin während der Aktivitäten mit dem Berühren abwechseln, wird sie feststellen, daß das Kind seine Abneigung gegen die Berührungen verliert. Dieser langsame Wandel ist gesund und ein Teil des wachsenden Vertrauens des Kindes der Therapeutin gegenüber.

Dies wurde sehr deutlich, als ich einmal eine ältere weiße Therapeutin mit einem jungen schwarzen Stotterer arbeiten sah. Die Therapeutin hatte ein paar Probleme, da der Junge einige tiefliegende Gefühle bezüglich der Rasse hatte. Die Therapeutin hatte zwar beobachtet, wie andere weiße Kolleginnen den Jungen berührt und umarmt hatten, jedoch hatte sie das Gefühl gehabt, daß der Junge sie deswegen verachtete und es nur aushielt, weil er keine andere Wahl hatte.

In den darauffolgenden Wochen gab sich die Therapeutin große Mühe, die Privatsphäre des Jungen zu respektieren, jedoch suchte sie eine Möglichkeit, eine für den Jungen akzeptablere Form des körperlichen Kontaktes zu schaffen.

Wenn sie mit Spielzeug spielten, sorgte die Therapeutin dafür, daß sich ihre Hände ab und zu berührten. Sie ließ es locker und unabsichtlich aussehen. Sie tat so, als wüßte sie nicht, wie Seilspringen geht, und ließ es sich zeigen. Sie stellte sich so ungeschickt an, daß der Junge schließlich ihre Hände nahm und mit ihr sprang.

Diese und andere ähnliche Aktivitäten halfen dem Kind, seine Verteidigungshaltung soweit aufzugeben, daß sie eine gute Therapiebeziehung entwickeln konnten. Es brauchte viel Zeit, aber das Stottern ließ mit der Entwicklung der freundschaftlichen Beziehung nach. Später, als die Therapeutin dann versuchte, die Gründe für ihren Therapieerfolg zu bestimmen, meinte sie, daß sie gescheitert wäre, wenn sie zu schnell vorangegangen wäre oder den physischen Kontakt ignoriert hätte.

Ich möchte noch einmal auf die Diskussion des leichten Stotterns zurückkommen. Wenn das Kind leichtes Stottern auf mein Signal in sein Sprechen einbauen kann, lasse ich es zählen, wie oft es ohne mein Signal auf die leichte Art stottert. Wir können zum Beispiel eine bestimmte Anzahl festlegen, bevor wir aufhören und zu etwas anderem übergehen oder wir legen fest, daß es für eine bestimmte Anzahl eine Erdnuß gibt. Diese Aktivität kann man zum Beispiel so einführen:

(T) „In den letzten paar Tagen haben wir gelernt, wie wir einige unserer Wörter auf diese leichte Art sagen können. Heute werden wir es etwas anders machen. Ich werde dir heute kein Signal geben, aber trotzdem aufpassen, wieviele Wörter du auf diese leichte Art sagst und diese dann hier mit diesem kleinen Handzähler zählen. Deine Aufgabe ist es jetzt, mir etwas über Baseball zu erzählen, und wir werden sehen, wieviele dieser auf die leichte Art gestotterten Wörter du sagen kannst." (Das Kind fängt an und stottert bei jedem Wort auf die leichte Art.) „Ei, warte mal einen Augenblick. Langsamer. Du machst es ja bei jedem Wort! (Beide lachen.) Da warst du aber schlauer als ich. Und übrigens waren es alle gute, auf die leichte Art gestotterte Wörter. Es klingt aber lustig, wenn du es bei jedem Wort machst, oder nicht? Es klingt wie ein sprechender Roboter. Laß uns noch einmal anfangen, und du machst nur ab und zu mal eins. Ein Wort pro Satz reicht vollkommen aus."

Ein paar Kinder werden vielleicht gar kein Stottern der leichten Art zeigen. Wenn das der Fall ist, sage ich ihm einfach noch einmal, was es tun soll. Wenn das nicht funktioniert, dann gehe ich noch einen Schritt weiter zurück und arbeite noch eine Zeit lang mit den Signalen, bis das Kind begreift, worum es geht.

Es gibt eine ganze Anzahl von Aktivitäten, die man erfinden kann, um ihm beizubringen, wie es leichtes Stottern in sein Sprechen einbauen kann. Wir können zum Beispiel beide einen Handzähler benutzen. Das Kind zählt mein leichtes Stottern und ich seines. Manchmal muß ich das Kind auffordern, nicht zu viel leichtes Stottern zu machen, aber normalerweise ist das kein Problem. Das Wichtigste ist, daß das Kind seinem Mund eine bessere Art des Stotterns beibringt.

Als ich diese Methode zum ersten Mal anwandte, war ich völlig überrascht, daß die Kinder einige ihrer schweren Stotterereignisse in leichte abwandelten, ohne daß ich überhaupt darüber gesprochen hätte. Ich hatte eigentlich geplant, den Kindern erst später beizubringen, wie man schweres Stottern in leichtes abwandelt, aber sie taten es, ohne daß davon die Rede gewesen wäre.

Das ergibt sich anscheinend ganz natürlich. Während die Kinder anfangen, die leichte Art des Stotterns zu lernen, beginnen sie auch unbewußt, ihr schweres Stottern in Richtung auf leichtes Stottern zu verändern.

Viele meiner Patienten, die so anfingen, ihr Stottern zu modifizieren, waren sich dessen gar nicht bewußt. Nachdem ich mit ihnen darüber gesprochen hatte, war ich überzeugt, daß dies ein völlig unbewußtes Phänomen war. Es war ihnen nicht bewußt, daß sie bei ihren schwer gestotterten Wörtern irgend etwas anders machten. Dies waren die Kinder, in deren Sprechen schon vor der Therapie viel leichtes Stottern vorkam. Es war, als ob der Körper die Heilmittel für das Kind bereithält und nur darauf wartet, daß das Kind diese entdeckt. Wenn man dem Kind also etwas zusätzliches Training gibt und seine Sensibilität erhöht, dann kann sich der Körper selbst bei der Heilung helfen, wie er es auch bei vielen anderen Störungen tut.

Die Veränderung von schwerem Stottern beim realen Sprechen

Unglücklicherweise erlangen nicht alle Kinder so leicht die Fähigkeit frei zu sprechen, und dann muß man in der Therapie fortfahren. Der logisch nächste Schritt besteht darin, dem Kind zu zeigen, wie es schwere Stotterereignisse während des laufenden Sprechens verändern kann.

Dies ist für jeden Stotterer eine schwierige Aufgabe, und man muß darüber klar sein, was man da von ihm verlangt. Man verlangt von ihm, daß er sich mit seinen Ängsten und seinem Stotterverhalten direkt konfrontiert und daß er in der Lage ist, seinen Mund auch dann bewußt zu manipulieren, wenn er die größten Schwierigkeiten hat. Dies ist der Grund, warum ich diese Aktivität aufgeschoben habe. Nun kann ich hoffen, daß das Kind etwas Vertrauen zu mir entwickelt hat und gelernt hat, sein Stottern nicht mehr so stark zu fürchten. Man sollte jedoch darauf vorbereitet sein, daß das Kind während dieser Aktivität mehrmals versagt. Es ist nicht so wichtig, wie oft das Kind sein Stottern abändern kann. Worauf man zielen muß, ist die Selbsterkenntnis, daß das Kind sein Stottern weniger schwer machen KANN, die Erkenntnis, daß es möglich ist. An dem Tag, an dem das Kind erkennt, daß es willentlich etwas gegen sein Stottern tun kann, wird sich sein Leben verändern. Das ist der Tag, an dem das Stottern seinen mächtigen Einfluß auf das Kind verliert, an dem es sich nicht länger hilflos fühlen braucht. Es ist seinen Ängsten entgegengetreten und hat gewonnen.

Hier ist ein Beispiel, wie man anfangen kann, dem Kind zu zeigen, wie man das schwere Stottern während des wirklichen Sprechens verändert:

(T) „In den letzten Tagen haben wir so getan, als ob wir bei einem Wort auf diese schwere Art steckenbleiben würden, um es dann, bevor wir es ganz aussprechen, so zu verändern, daß wir es auf die leichte Art sagen. Wir versuchen jetzt, genau dasselbe zu machen, aber dieses Mal wollen wir nicht nur so tun als ob.

Ich werde dich jetzt manchmal leicht am Arm berühren, etwa so, wenn ich höre, daß du bei einem Wort steckenbleibst. Immer dann, wenn du meine Hand auf deinem Arm spürst, ist es deine Aufgabe, bei dem Wort absichtlich weiterhin verkrampft zu bleiben. Wenn ich dann meine Hand wegnehme, dann läßt du es ganz langsam und leicht herauskommen. Wenn ich dich also berühre, dann stotterst du weiter bei dem Wort auf die schwere Art.

Wenn ich dich nicht mehr berühre, läßt du es ganz einfach herauskommen. Hier, sieh mal her. Ich werde jetzt anfangen zu sprechen und bei einem Wort absichtlich steckenbleiben.

Wenn du bemerkst, daß ich steckenbleibe, berührst du meinen Arm. Ich bleibe dann verkrampft, bis du mich wieder losläßt. (Die Therapeutin macht dies ein paarmal mit dem Kind, bis sie das Gefühl hat, daß das Kind weiß, worum es geht.) Okay. Jetzt bist du dran. Wie wär's, wenn du mir etwas über die Dinge erzählst, die du hier auf dem Bild siehst." (Man sollte versuchen, das Gespräch so konkret und sachlich wie möglich zu halten. Es ist besser, wenn wir das Kind nicht gleich am Anfang frei sprechen lassen. Das wäre eine schwierigere Form des Sprechens, und seine Aufgabe ist schwer genug.)

(K) „Na ja, da ist ein Fensterputzer und ein Mann, der mäht den Rrrr... (die Therapeutin berührt das Kind am Arm) rrararasen."

(T) „Halt mal. Du hast vergessen, das Wort solange auszuhalten, bis ich dich wieder loslasse. Dies ist wirklich eine schwierige Aufgabe, und du wirst ganz oft etwas vergessen und Fehler machen. Du mußt ganz mutig sein, denn es braucht eine Menge Mut, um das zu tun, was du tust. Das alte Stottern kann einem ganz schön Angst machen, und man muß ein harter Bursche sein, um es zu bekämpfen. Laß es uns noch einmal versuchen."

(K) „Da sind einige Ki-Ki... (die Therapeutin berührt das Kind wieder, und das Kind hält das Wort aus, bis die Therapeutin ihre Hand wegnimmt, dann jedoch platzt das Wort heraus)."

(T) „Hör mal, das war ja schon viel besser. Du hast es geschafft, das Wort solange auszuhalten, bis ich meine Finger wieder weggenommen habe. Du bist ein ganz schön mutiges Kind, was? Denk jetzt aber daran, daß du es langsam und einfach herauslassen sollst. Dieses Mal ist es dir ungefähr so herausgeplatzt. (Die Therapeutin demonstriert es noch einmal.) Laß es uns noch einmal versuchen."

(K) „Die Kinder schwimmen in dem Be... (die Therapeutin berührt es) ...".

(T) „Halte jetzt das Wort aus. Stottere weiter auf die schwere Art. Und jetzt laß es ganz langsam und schön herauskommen. (Es schafft es, *Becken* auf die leichte Art zu sagen.) Hey, du hast es geschafft. Du hast mit dem Wort solange gerungen, bis es aufgegeben hat.“ (Sie sind beide froh und lachen zusammen. Die Therapeutin legt das Bild weg, und sie lehnen sich zurück. Vielleicht holt sie auch die Erdnußdose heraus.) „Genug davon. Komm, wir essen jetzt ein paar Erdnüsse.

Weißt du was? Ich hatte es im letzten Jahr an einer anderen Schule mit einem Kind zu tun, das war etwa so alt wie du. Und es stotterte schlimm, schlimmer als du. Es ist viel besser geworden, nachdem es lernte, diese Wörter, bei denen es auf die schwere Art stotterte, auf die leichte Art herauszubekommen, genau wie du es gerade erst getan hast. Dieses Kind meinte, es wäre, als ob man einen wilden Hengst reitet. Man muß oben bleiben, bis man das Pferd beruhigen kann, um es dann dahin zu lenken, wohin man es haben will. Genau wie eines dieser schweren Wörter. Man muß dran bleiben und kämpfen, bis man es schön und langsam und einfach herauslassen kann.“

Jetzt endlich stehe ich der größten Angst eines Stotterers gegenüber. Zu Beginn der Behandlung habe ich über das Stottern gesprochen und Stottern demonstriert. Später dann habe ich den Stotterer mit dem Klang und dem Gefühl des Stotterns konfrontiert. Ich habe dazu Pseudostottern verwendet. Jetzt aber habe ich das Zentrum oder den Kern der Angst des Stotterers erreicht. Der Mund will sich nicht bewegen, und falls er sich bewegt, so tut er dies unkontrolliert und stoßweise. Aufgrund dieser Angst entwickelt der Stotterer jene sekundären Merkmale, die man mit dem chronischen Stotterer assoziiert. Die Schwierigkeit dieser Konfrontation liegt darin, daß ich sie nicht nur auffordere, der

Angst frontal ins Gesicht zu sehen, sondern sie zudem auffordere, in dieser gefürchteten Konfrontation so lange zu verweilen, bis die Angst soweit reduziert ist, daß eine Modifikation des Wortes möglich ist. In der Vergangenheit hat der Stotterer dieses Wort entweder völlig vermieden oder er stotterte bei diesem Wort so kurz wie möglich. Wenn er dann einmal gestottert hat, dann tritt die Wirkung ein, daß er seiner Angst entflohen ist und sich erleichtert fühlt. Ich fordere ihn also auf, viel mehr zu verändern als nur das gestotterte Wort. Ich fordere ihn auf, alle seine gelernten Reaktionen auf seine größte Angst zu verändern. Wenn er aber diese Aufgabe bewältigt, dann stellt sich automatisch eine Verringerung der Anstrengung beim Stottern und anderer sekundärer Merkmale des Stotterns ein, und das führt zu einer natürlichen Zunahme des flüssigen Sprechens.

Ich beende eine solche Aktivität, sobald ein Erfolg erreicht wird. Es wurde eine Wirkung erzielt, und man würde nur das positive Gefühl vermindern, das das Kind in dem Moment hat, wenn man weitermachen würde. Am nächsten Tag ist immer noch genug Zeit, um seine Fähigkeiten und Einsichten weiter zu entwickeln.

Der Transfer ist ein weiterer Grund, warum ich es mit dem Üben nicht übertreibe. Die Techniken werden sonst zu sehr mit der Therapeutin und dem Behandlungsraum in Verbindung gebracht. Ich versuche, die Therapie dem Leben draußen so ähnlich wie möglich zu machen. Die Sitzungen sollen ein Teil des Alltagslebens des Kindes sein.

Da das Kind jetzt lernt, sein echtes Stottern zu verändern, kann man damit anfangen, es dies selbst tun zu lassen, ohne daß man es dazu auffordert.

(T) „In den letzten Tagen hast du gelernt, wie du einige dieser schweren Wörter in leichte verwandeln kannst. Heute werde ich dich jedoch nicht berühren, wenn du bei einem Wort auf diese schwere Art stotterst. Laß uns mal sehen, ob du es auch alleine schaffst. Hier ist also deine Aufgabe. Versuch in den nächsten fünf Minuten so gut wie möglich zu sprechen, und wenn du bei einem Wort auf die schwere Art stotterst, dann versuch, es in leichtes Stottern umzuwandeln. Ich werde jetzt hier diesen Handzähler halten und zählen, wie oft du es machst. Meinst du, du kannst daran denken, es in fünf Minuten mindestens einmal zu machen?"

(K) „Oh, ich kann es mindestens zehnmal machen."

(T) „Moment mal. Das ist eine ganze Menge. Laß uns mal sehen, ob du mindestens drei schaffst. Alles klar, dann los."

Es ist gut, wenn das Kind dabei hilft, die Ziele festzulegen. Seine Vorhersage war vielleicht anfangs etwas unrealistisch, aber der Kompromiß, den wir dann gemacht haben, ist vielleicht gerade richtig. Auf jeden Fall wird es sehen, daß es schwerer ist, als es am Anfang dachte, und nächstes Mal ist es vielleicht realistischer. Wenn das Kind dazu kommt, sich seine eigenen Ziele zu setzen, dann bindet man es in den Lehrprozeß mit ein.

Wir führen immer viele Variationen der oben beschriebenen Aktivität durch. Man kann dem Kind den Handzähler geben und es selbst zählen lassen. Dies gibt einem die Möglichkeit zu sehen, ob es erkennt, wann es eine Aufgabe erfolgreich schafft. Oder wir machen einen Wettbewerb, wer mehr schwer gestotterte Wörter verwandeln kann. Es gibt viele Möglichkeiten, dem Kind zu zeigen, daß es nicht aufgeben muß, sobald es stottert.

Es versteht sich von selbst, daß man während dieser Sprechaktivitäten damit fortfahren sollte, die emotionalen und psychologischen Bedürfnisse des Kindes zu untersuchen. Obwohl ich diese Bedürfnisse schon in den vorangegangenen Kapiteln behandelt habe, ist es mir doch wichtig hervorzuheben, daß der chronische Stotterer aufgrund seines Stotterns vielleicht seelisch schon mehr gelitten hat und man daher mehr Zeit und Mühe in diesem

Bereich aufwenden muß. (Nochmals, das muß nicht so sein. Einige junge Stotterer scheint ihr Stottern nur wenig zu bewegen. Ihre Anstrengung und ihr Vermeiden scheint fast automatisch und von wenig Gefühlen begleitet zu sein. Auf jeden Fall ändert sich dies, wenn sie älter werden, da Stottern nur selten lange unbestraft oder unstigmatisiert bleibt. Alle Stotterer leiden früher oder später unter ihrem Stottern, wenn sie in einer Gesellschaft wie der unseren leben.)

Die Einbeziehung der Eltern

An dieser Stelle in der Behandlung nehme ich oft die Mutter oder den Vater zu Hilfe. Bevor man das allerdings tun kann, muß man sich einigermaßen sicher sein, ob sie oder er auch ein verläßlicher Helfer sein wird. Aufgrund ihrer großen Liebe können Eltern manchmal beim Helfen übereifrig sein und großen Schaden beim Kind anrichten und dadurch alle Mühe der Therapeutin zunichte machen.

Dies erinnert mich an eine tragische Geschichte, die uns eine Kollegin erzählte. Sie hatte einen Jungen in Behandlung gehabt, der ein leichtes Sprach- und Artikulationsproblem hatte. Seine Eltern waren intelligent und schienen eifrig bemüht, auf jede mögliche Weise zu helfen. Also schlug die Therapeutin einige kleine Übungen vor, die die Eltern mit dem Kind über die Sommerferien machen könnten. Die Therapeutin sagte den Eltern, daß einige Minuten jeden Tag ausreichen würden.

Im September dann war die Therapeutin erschrocken, als sie feststellte, daß das Kind stark stotterte und die Eltern aufgebracht und wütend waren. Sie hatten jeden Tag zwei Stunden damit verbracht, dem Kind dabei zu helfen, besser sprechen zu lernen, nur um festzustellen, daß er anfing zu stottern. Als das passierte, arbeiteten sie umso härter daran, was sein Sprechen nur noch weiter verschlechterte.

Die Therapeutin sagte, daß sie nie wieder solche Vorschläge kurz vor den Sommerferien machen würde.

Selbst wenn man sich der Urteilsfähigkeit der Eltern sicher ist, sollte man das Kind dennoch bezüglich der Ergebnisse der elterlichen Hilfe befragen.

Wie dem auch sei, manche Eltern sind wertvolle Helfer, hauptsächlich dadurch, daß sie das Kind daran erinnern, die leichte Art des Stotterns zu benutzen, die ich mit ihm geübt habe. Um dies tun zu können, lasse ich die Eltern kommen und informiere sie über das leichte Stottern. In dieser Sitzung können wir beide, das Kind selber und ich, den Eltern beibringen, wie man leicht stottert. Wir tun dies, damit die Eltern wirklich den Unterschied zwischen schwerem und leichtem Stottern sehen und fühlen. Und man sollte auf jeden Fall nicht vergessen, ihnen die Wichtigkeit des Umkehrens des Wachstums dieser Störung zu erklären. Man muß ihnen deutlich machen, daß das Kind zuerst das leichte Stottern lernen muß und daß wir erst dann eine Zunahme des flüssigen Sprechens erwarten können.

Ich habe mit vielen Kindern gearbeitet, denen diese Elternsitzungen großen Spaß gemacht haben. Am Anfang sehen die Erwachsenen etwas lächerlich aus und fühlen sich sicherlich auch so, wenn sie üben, auf verschiedene Arten zu stottern. Endlich einmal fühlt sich das Kind den Eltern überlegen. Es macht ihnen klar, daß „es gar nicht so einfach ist zu stottern, was?“ Es ist auch für die Eltern gut. Sie fangen an zu verstehen, daß Stottern nicht so einfach ist, wie sie dachten.

Nachdem wir den Eltern gezeigt haben, wie man stottert, kann man mit ihnen darüber sprechen, was sie zu Hause mit dem Kind tun können, um ihm zu helfen. Manchmal machen wir ein Signal aus, das dem Kind zeigt, daß es oft schwer stottert und nicht darauf achtet. Es kann dann versuchen, einen Teil dieses schweren Stotterns in leichteres umzuwandeln. Andere Eltern habe ich nur darum gebeten, das Wort „leichter“ zu sagen, falls das Kind besonders viel Schwierigkeiten mit dem Sprechen hat.

Das ist so ungefähr alles, was ich von ihnen erwarte, außer daß sie dem Kind besonders viel Liebe und Unterstützung geben sollen. Ich halte sie nicht dazu an, dem Kind andere Befehle oder Ratschläge zu geben. Das Wort „leichter“ ist, wenn es sanft und unbedrohlich ausgesprochen wird, oftmals genug.

Man muß natürlich ganz sicher gehen, daß die Eltern verstanden haben, daß diese Hilfe nur ab und zu angewendet werden soll. Ich möchte nicht, daß die Eltern das Kind die ganze Zeit dazu anhalten, das leichte Stottern zu benutzen. Wenn dies geschieht, wird das Kind sowohl die Eltern als auch die Therapeutin sehr schnell ablehnen. Ein Erinnern hier und da durch die Eltern aber kann eine sehr große Hilfe im Therapieprozeß sein.

Die Förderung des flüssigen Sprechens

Im Kapitel über den beginnenden Stotterer habe ich die Notwendigkeit erwähnt, jeden Tag etwas zu tun, um die Sprechflüssigkeit zu fördern. Das muß man auch mit dem chronischen Stotterer in erheblichem Maße tun. Man muß dem Kind jeden Tag die Möglichkeit verschaffen, flüssig zu sprechen. Während man versucht, die Stärke des Stotterns zu vermindern, sollte man gleichzeitig versuchen, die Sprechflüssigkeit, die das Kind schon von Anfang an zeigt, aufzubauen und zu kräftigen. Dies wird noch wichtiger, sobald die Störung schwächer wird. Wenn es sichtbar ist, daß die Schwere des Stotterns durch die Therapie vermindert wurde, dann kann man anfangen, verstärkt am Aufbau der Sprechflüssigkeit zu arbeiten.

Da das Kind jetzt leichter spricht, kann man auch anfangen, das Kind einer größeren Belastung auszusetzen, die jedoch immer nur so groß sein darf, daß das Kind sie noch erfolgreich bewältigen kann. Wenn man die kommunikative Belastung erhöht und das Kind darauf schweres Stottern zeigt, sollte man anhalten und darüber sprechen und sehen, ob man einige seiner Schwierigkeiten oder Probleme lösen kann. Wenn man dann zu der belastenden Kommunikation zurückkehrt und sieht, daß das Kind sie immer noch nicht bewältigen kann, sollte man mit dieser Aktivität aufhören und zu einem späteren Zeitpunkt darauf zurückkommen. Dies passiert meiner Erfahrung nach nur sehr selten. Nach einigen dieser erneuten Versuche sollte das Kind soweit desensibilisiert sein, daß es diese streßreichen Situationen erfolgreich bewältigen kann.

Viele meiner kleinen stotternden Patienten scheinen nach der Therapie kommunikativen Streß besser bewältigen zu können als ihre normal sprechenden Schulkameraden. Mir haben schon Kinder erzählt, daß ihre Freunde nicht wußten, wie man in einem Laden anruft und eine Auskunft einholt. Das ist für die meisten Kinder etwas, das sie nicht ohne weiteres können. Nur sehr wenige Zweitklässler haben jemals ein Geschäft angerufen, um zu fragen, wieviel da die Skateboards kosten. Solch eine Erfahrung gibt meinen Patienten das Gefühl, daß sie schon reifer sind. Ich setze sie Sprechsituationen aus, denen sie in ihrem Leben ohnehin begegnen werden.

Zu diesem Zeitpunkt sollte der Patient eine merkliche Verminderung sowohl der Häufigkeit als auch der Schwere seines Stotterns erkennen lassen. Er sollte auch in der Lage sein, offen und ehrlich über sein Stottern zu sprechen. Ich versuche dann Problempunkte (trouble spots) zu finden, die er vielleicht noch hat. Gibt es vielleicht irgendeine Person, bei der er immer noch Schwierigkeiten mit dem Sprechen hat? Gab es irgendwelche Situationen in der letzten Woche, die sehr viel Stottern hervorgerufen haben? Gibt es Laute oder Wörter, mit denen er besonders große Probleme hat? Wenn ich solche besonderen Probleme finde, dann suche ich nach Möglichkeiten, um sie in der Therapie zu bearbeiten.

Die Förderung der Unabhängigkeit

Schließlich kommt der Zeitpunkt, an dem man erwägen muß, das Kind aus der aktiven Therapie zu entlassen. Es spricht sehr gut und braucht eine Chance, mal eine Zeit lang auf sich selbst gestellt zu sein. Der progressive Verlauf der Störung wurde umgekehrt und, obwohl das Kind nicht völlig flüssig spricht, wurde das Stottern quantitativ und qualitativ stark vermindert.

Obwohl das Kind vielleicht ab und zu noch auf die schwere Art stottert, so hat es doch ein neues Selbstvertrauen in seine Fähigkeiten bekommen, die Bewegungen seines Mundes zu kontrollieren. Auch ist das Kind an diesem Punkt so glücklich wegen seines Sprechens, daß jede weitere Behandlung eher unproduktiv wäre. Sein Sprechen hat sich sehr verbessert und muß die Möglichkeit erhalten, seine neue Freiheit zu genießen. Es ist Zeit, ihm eine Zeit lang freizugeben.

Ein weiterer Grund, warum wir empfehlen, das Kind für eine gewisse Zeit aus der Therapie zu entlassen, ist der, daß das Kind die Möglichkeit haben sollte, selber den letzten Schritt zum flüssigen Sprechen zu machen. Der Vorteil dieser *Sprechferien* ist der, daß einige meiner Patienten auf diese Weise höhere Stufen des flüssigen Sprechens alleine erreicht haben und somit das Gefühl haben, daß sie sich selber „geheilt" haben. Wenn sie das sagen, bin ich glücklich. Ich habe festgestellt, daß man bei Kindern, die das meinen, keine Angst vor einem Rückfall haben muß. Ein Kind, das glaubt, es hätte sich selber „geheilt", ist so voller Zuversicht, daß man bezweifeln darf, daß das Stottern jemals eine Chance hat, wieder hervorzutreten. Wenn es jedoch wieder in Erscheinung tritt, dann kann man normalerweise planen, mit dem Kind zu einem späteren Zeitpunkt wieder zu arbeiten. Wenn man das Kind zum ersten Mal aus der Therapie entläßt, so kann man dies als den Abschluß der ersten Phase der Therapie betrachten. Man muß vielleicht durch viele Phasen gehen, bis man das Kind endgültig entlassen kann.

Ein vollständiger Wandel kommt nur selten von einem Lernerlebnis. Wie bei den meisten Lebewesen ist der Wandel bei Stotterern kein kontinuierlicher oder einfacher Vorgang. Er geschieht eher in Zyklen. Kurzen Strecken des Fortschritts folgen vorübergehende Entgleisungen in das unflüssige Sprechen, jedoch weist der generelle Trend immer in die Richtung des flüssigen Sprechens. Man sollte diese Kinder nicht allzu lange in der Therapie halten. Wenn man dies tut, dann fangen sie an, bezüglich ihrer neugefundenen Sprechflüssigkeit abhängig von der Therapeutin zu werden.

Als ich mit meiner Arbeit als Stotterspezialist an öffentlichen Schulen begann, habe ich den Fehler gemacht, einige Kinder zu lange in der Therapie zu behalten. Ich wollte absolut sicher gehen, daß diese Kinder „geheilt" waren. Das führte dazu, daß diese Kinder nur dann flüssig sprachen, solange ich sie in Behandlung hatte, und sobald sie nicht mehr bei mir in Therapie waren, hatten sie einen Rückfall, oder sie fingen wieder an zu stottern, als die Sommerferien anfingen. Schließlich sah ich ein, daß ich sie nicht ewig beschützen kann. Man muß sie schon mit einigen Unvollkommenheiten hinausschicken, damit sie die Kraft entwickeln, die sie brauchen.

Einige Kinder brauchen auch gar keine weitere Therapie. Ein paar brauchen einige Auffrischungssitzungen. Nachdem ich die Kinder aus der Therapie entlassen habe, versuche ich normalerweise, sie nach einem Monat wiederzusehen. Normalerweise freut sich das Kind sehr, wenn es mich wiedersieht, gleichgültig, ob es noch Schwierigkeiten hat oder nicht. Einige sind eher bedrückt und besorgt, weil ein Teil ihres Stotterns zurückgekehrt ist. Das Stottern ist zwar nicht so schlimm wie vorher, aber sie haben wieder Angst. Wenn ich einem solchen Kind aber versichere, daß dies völlig normal und nur ein Bestandteil der Besserung ist, dann beruhigt es sich, und ich kann mit ihm über seine Probleme sprechen.

Oftmals hat es einfach einige der Dinge vergessen, die ich ihm beigebracht habe. Es wird mir berichten, bei welchen Wörtern es besonders schwer gestottert hat. Man muß das Kind dazu bringen, daß es wieder sachlich wird und sein Stottern analysiert. In einigen belastenden Situationen hat es vielleicht die Panik gepackt, und es hat sein Stottern wieder auf die alte, angestrengte Art herausgebracht. Es ist allerdings erstaunlich, wie schnell die neu erworbenen Fähigkeiten des Kindes wieder zurückkehren.

Nach einer Woche Auffrischungssitzungen spricht das Kind normalerweise wieder gut. Außerdem ist es durch dieses Erlebnis beträchtlich gewachsen. Es hat alleine Neuland betreten und hat dadurch etwas Neues gelernt. Es hat etwas Erfolg und etwas Versagen erlebt. Es kennt jetzt die Dinge besser, die Druck auf seine neu gefundene Sprechflüssigkeit ausüben werden. In der Auffrischungswoche hat es gelernt, Probleme besser zu lösen. Es wird auch mehr Vertrauen haben, da es sein Stottern hat wiederkehren sehen und dann imstande war, etwas dagegen zu tun.

Obwohl ich keine Faustregel habe, plane ich das Kind für eine Sitzung einige Wochen später ein, um zu sehen, ob der Fortschritt gehalten hat, den es in der Auffrischungswoche gemacht hat. Dann sehe ich es für einen weiteren Monat nicht. Dies geht so weiter, bis ich das Kind vielleicht nur noch einmal im Jahr sehe. Ich gebe ihm immer mehr Zeit zwischen seinen Besuchen. Das Kind wird an Kraft und Vertrauen immer weiter wachsen. Man muß sich immer wieder daran erinnern, daß es nicht die Aufgabe der Therapeutin ist, es zu heilen. Sie soll nur versuchen, die Richtung der Entwicklung des Stotterns umzukehren, d.h. es in eine leichtere Form zu verwandeln. Die Kinder erledigen letztendlich den Rest. Und sie tun dies tatsächlich!

Die Arbeit mit den Eltern

Eines der Probleme bei der Arbeit mit Stotterern an Schulen ist die Tatsache, daß man den Eltern nicht soviel Zeit widmen kann, wie man gerne möchte. Oftmals bin ich froh, wenn ich die Eltern ein- oder zweimal persönlich treffen und sie dann telefonisch auf dem neuesten Stand der Entwicklung halten kann. Dies ist mein übliches Verfahren in der Elternarbeit, obwohl ich bei einigen der chronischen Stotterer im Verlauf der Therapie weitere Treffen mit den Eltern arrangieren konnte. Oder wenn mir ein Kind etwas über unangemessenes oder gefährliches Verhalten der Eltern erzählt, dann versuche ich, mehr als nur ein Treffen zu verabreden. Viele mögen jetzt glauben, daß ich eine solch minimale Einbindung der Eltern befürworte. Weit gefehlt! Der Grund liegt einfach im Zeitaufwand und in der Frage der Notwendigkeit. In vielen Familien arbeiten beide Elternteile, woraus sich eine weitere Schwierigkeit bei der Vereinbarung von Terminen ergibt. Die meisten Schultherapeuten werden verstehen, wie diese bedauerliche Situation aussieht. Wie dem auch sei, man sollte jede Gelegenheit nutzen, die Eltern öfter zu sehen. Ihr Einfluß auf das Kind ist viel größer als der Einfluß einer Therapeutin, so daß ein Maximum an Einbindung der Eltern von größtem Interesse sein sollte.

Während der intensiven Therapieprogamme im Sommer, die ich für einige meiner Patienten abgehalten habe, habe ich sehr gute Erfahrungen mit Eltern gemacht. Da diese Therapie außerhalb der Schulzeit stattfand, waren die Eltern gezwungen, ihr Kind zu mir zu bringen. Dies schaffte eine ausgezeichnete Gelegenheit für mich, sowohl mit den Eltern als auch mit dem Kind zu arbeiten. Diese Therapien dauerten sechs Wochen, fünf Tage pro Woche, und ich sah jedes Kind dreißig Minuten am Tag. Oft habe ich die Eltern eingeladen, mit hereinzukommen und an der Therapie teilzunehmen. Die ersten paar Male wollte ich sie einfach nur bei der Arbeit mit dem Kind zusehen lassen. Dadurch konnten sie sehen, wie ich mit dem Kind umging, daß ich das Kind nicht beurteilte und während der Therapie ganz locker blieb. Sie konnten erkennen, daß ich das Stottern offen, ehrlich und objektiv behandelte. Ich wollte auch, daß sie sahen, wie ich mit dem Kind spielte, wie ich es ihm ermöglichte, den größten Teil der Aktivität zu lenken, während ich meine Fragen auf ein Minimum beschränkte. Ich hoffte, der lockere, gelassene Verlauf der Sitzung könnte ihnen ein gutes Beispiel geben.

Nachdem die Eltern sich bei uns etwas wohler fühlten, gab ich ihnen in den Sitzungen eine aktivere Rolle. Ich fragte sie zum Beispiel, ob sie mit uns spielen wollten, und oft stellte es sich heraus, daß sie unsere Art zu spielen und meine langsame Art zu sprechen aufnahmen. Einige Eltern ließ ich uns bei einigen gestotterten Wörtern helfen, die Stelle der Verkrampfung im Mund zu finden. Oder wir machten alle bei einem Wort etwas Pseudostottern und versuchten dann, die Stelle der Verkrampfung festzustellen. Manchmal haben wir auch Pseudowiederholungen gemacht, bei denen die Anzahl der Zyklen variiert wurde.

Ich habe festgestellt, daß sich meine Patienten während dieser Sommertherapie viel schneller entwickelten, und ich muß annehmen, daß einer der Gründe in der erhöhten Einbindung der Eltern lag. Wenn man also die Möglichkeit hat, die Eltern des Kindes öfter zu sehen, sollte man diese auf jeden Fall nutzen. Wenn man allerdings die Eltern nicht so oft sehen kann, wie man gerne würde, können einem vielleicht folgende Erfahrungen helfen, daß man in seiner knappen Zeit mehr erreicht.

Eines meiner Ziele in den Sitzungen mit den Eltern ist es, Informationen zu erhalten. Ich möchte so viel wie nur irgend möglich über das Kind und sein Stottern erfahren. Es gibt zwei Möglichkeiten, wie man diese Informationen erhalten kann. Man kann eine direkte Befragung abhalten oder versuchen, ein offenes, indirektes Gespräch zu führen. Meiner Erfahrung nach ist die letztere Möglichkeit die bessere.

Wenn möglich versuche ich, eine ganz allgemeine Frage zu stellen in der Hoffnung, daß die Eltern diese Gelegenheit ergreifen, sich von aufgestauten Frustrationsgefühlen, Schuldgefühlen oder Sorgen zu befreien, die durch das Stottern des Kindes ausgelöst wurden. Das Gespräch wird für mich durch diese weit gefaßten allgemeinen Fragen viel ergiebiger. Wenn Eltern erstmal anfangen zu reden, dann erzählen sie mir oft Sachen, die sie eigentlich gar nicht sagen wollten, und sprechen über Dinge, derer sie sich vorher noch nicht bewußt waren. Manche wichtigen Auskünfte, die mir die Eltern geben wollen, würde ich allerdings nie erhalten, wenn die Sitzung zu einer Art Verhör würde, in dem man etwa nur solche Fragen stellt wie: „Wann hat Johnny angefangen zu krabbeln, laufen, sprechen oder stottern?" Damit löst man nur kurze Antworten aus. Die Eltern haben so keinerlei Möglichkeit, ihr Herz auszuschütten, und das Ergebnis ist, daß man nicht mehr über den Patienten erfahren kann. Die Eltern wollen reden und vor allem frei reden, und man muß das Gespräch in einer Form führen, die ihnen das ermöglicht.

Man kann einen einleitenden Satz wie etwa diesen benutzen: „Erzählen Sie mir bitte etwas über Johnny. Ich meine, was für eine Art von Kind ist er? Welche Stärken und Schwächen, Vorlieben oder Abneigungen usw. hat er denn?"

Eine weitere allgemeine Frage, die man stellen kann, ist die nach seinem Stottern. Man kann dies etwa so anfangen: „Vielleicht können Sie mir etwas über seine Entwicklung des Sprechens erzählen. Fangen Sie bitte ganz von vorn an, als er anfing, die ersten Wörter zu sagen."

Während sie einem dann etwas über seine Sprachentwicklung berichten, kann man ihnen spezifische Fragen stellen, wie etwa „Wann haben Sie zum ersten Mal sein Stottern bemerkt?" oder „Was glauben Sie könnte es verursacht haben?" Man kann sie dann auch fragen, was sie getan haben, um dem Kind bei der Überwindung seines Stotterns zu helfen. „Ich kann mir vorstellen, daß Sie schon eine ganze Menge Ratschläge von Freunden und Verwandten bekommen haben. Es scheint, daß jeder ein Experte für Stottern ist und daß jeder glaubt, daß man die falsche Methode bei der Behandlung des Stotterns seines Kindes anwendet. Die Leute lieben es doch, Eltern Ratschläge bezüglich ihrer Kinder zu geben." Man sollte auf jeden Fall an dieser Stelle eine kleine Pause machen, da die Eltern manchmal die ständigen Ratschläge anderer Leute ziemlich leid sind. Oder man kann zum Beispiel fragen: „In welcher Situation ist sein Stottern denn am schlimmsten? Sehr oft ist das Abendessen oder die Zeit direkt nach der Schule die schlimmste Zeit." Natürlich stelle und beantworte ich im weiteren auch Fragen mit dieser indirekten Methode, aber es ist eher ein Gespräch als ein Kreuzverhör. Es ist freundlich und informativ. Ich möchte erreichen, daß die Eltern den Eindruck bekommen, daß ich weder verurteile noch bewerte, sondern daß ich einfach nur versuche, das Problem zu verstehen.

Meine Interviewtechniken sind denen, die ich in der Behandlung benutze, sehr ähnlich. Ich versuche, die Eltern dazu zu bringen, zu sprechen und zwar offen zu sprechen. Also verwende ich oftmals die reflektierende Art zu antworten, bei der ich die Aussagen der Eltern reflektiere. Dadurch zeige ich, daß ich verstanden habe, worum es geht, daß ich interessiert bin, und ich ermuntere sie dadurch zum Weitersprechen. Auch habe ich gelernt, Pausen zu tolerieren. Allzu oft neigt man dazu, diese Pausen zu fürchten und zu umgehen. Vielleicht fürchtet man, daß die Pause zeigt, daß man nichts dazu zu sagen hat oder daß man nicht kompetent genug ist. Die Pause ist jedoch eine effektive Möglichkeit, die Eltern dazu zu bringen weiterzusprechen. Natürlich mögen sie es nicht, unterbrochen oder an die Wand geredet zu werden. In einer Pause entscheidet mancher Elternteil, daß sie oder er mir etwas Wichtiges erzählen will. Sie brauchen oftmals etwas Zeit, um ein wenig Mut zu fassen, und sie müssen fühlen, daß ich ihnen die Möglichkeit dazu gebe und sie wegen ihrer Offenbarungen nicht verurteile.

Damit diese Art des Interviews effektiv ist, muß man zeigen, daß man die Eltern respektiert. Wenn sie mit mir offen sprechen sollen, so müssen sie sich auch bei mir wohl fühlen. Ich versuche klarzustellen, daß es nicht meine Absicht ist, irgendwem eine Schuld zuzuweisen, sondern daß ich das Problem besser kennenlernen will. „Bitte helfen Sie mir, es zu verstehen, damit ich ihrem Kind besser helfen kann."

Ich bin auch daran interessiert zu erfahren, was für eine Beziehung das Kind zu seinen Geschwistern oder Nachbarskindern hat. Wie reagieren sie auf sein Stottern? Hat das Kind auch andere Verhaltensauffälligkeiten, wie Nägelkauen, Bettnässen usw.? Es ist auch wichtig, etwas über den Tagesablauf des Kindes zu erfahren. Ich habe viele Beispiele für einen zu strukturierten Zeitplan des Kindes gefunden. Manchmal scheint das Stottern ein Schrei des Kindes nach Hilfe zu sein, einer Hilfe, die es ihm ermöglicht, sich auf seine eigene Art zu entwickeln.

Ich werde einen kleinen Jungen nicht so schnell vergessen, der außer etwas leichtem Stottern auch noch einige andere nervöse Verhaltensweisen zeigte. Als ich die Eltern nach dem Tagesablauf des Kindes fragte, fand ich heraus, daß sein Tag, der morgens um 6.30 Uhr anfing, bis zu seiner Zubettgehzeit um 7 Uhr fast völlig durchgeplant war. Zusätzlich zur Schule hatte er an mehreren Nachmittagen in der Woche Katechismus-Unterricht. Er mußte die Bibel lernen und Verse auswendig können. Dann gab es noch Jugendtreffen und andere Veranstaltungen in der Kirche. Er hatte Musikunterricht und mußte in der Woche üben. Er nahm Schwimmunterricht und spielte Baseball in einer Little-League-Mannschaft. Ich war davon überzeugt, daß ihn seine Eltern liebten und deswegen versuchten, ihm alle Arten von Betätigungen zu ermöglichen, die ihm von Nutzen sein könnten. Als sie mir etwas über den Tagesablauf ihres Kindes erzählten, fingen sie an, während ihrer Schilderung immer verwirrter auszusehen. Schließlich hörte der Vater auf und fing an, über Schauspieler und andere berühmte Leute zu reden und darüber, daß diese Nervenzusammenbrüche aufgrund von Überarbeitung hatten. „Ich frage mich," sagte er, „ob wir unserem Sohn mit diesen ganzen Aktivitäten schaden?" Dann sprach die Mutter und sagte, daß die ganzen Sachen wichtig seien und daß sie sich nicht vorstellen könnte, eine dieser Aktivitäten fallenzulassen. Dann fragten sie, was ich davon hielte.

Auch wenn mancher versucht ist, die Eltern zu fragen, wozu das denn nun gut sein solle, einem Kind im Alter von zehn Jahren schon Magengeschwüre zu machen, so würde dadurch doch nur wenig erreicht werden und man würde sich die Eltern nur zum Gegner machen. Also sagte ich etwa dies:

„Ich möchte nicht so tun, als wäre ich ein Kinderpsychiater, aber ich weiß einiges darüber, wie man Kindern helfen kann, die anfangen zu stottern. Für manche Kinder bedeutet das Sprechen wirklich harte Arbeit. Die meisten von uns können sich das nicht vorstellen, es sei denn, sie haben schon einmal eine Fremdsprache gelernt. Und ihr Sohn zeigt uns, daß er bei einigen Wörtern Schwierigkeiten hat, sie flüssig auszusprechen. Dies ist außerdem ein Lebensabschnitt für ihn, in dem er sehr viele andere neue Sachen lernt. Ich würde also vorschlagen, daß Sie versuchen, sein Leben so einfach und unkompliziert wie möglich zu gestalten. Lockern Sie die Disziplin und geben Sie ihm soviel Freiheit wie möglich. Sie haben es gerade erst selber erkannt, als Sie über die vielen Aktivitäten ihres Sohnes sprachen. Als Sie darüber sprachen, fingen Sie an sich unwohl und unsicher zu fühlen. Sie haben begonnen zu entdecken, daß die wöchentlichen Aktivitäten ihres Sohnes bis jetzt über einen gewissen Zeitraum langsam zugenommen haben, so daß er jetzt kaum oder gar keine Freizeit mehr hat. Aber denken Sie jetzt nicht, daß dies bedeutet, Sie seien schlechte Eltern. Das Gegenteil trifft wahrscheinlich eher

zu. Sie lieben ihn so sehr, daß Sie ihm jede denkbare Möglichkeit bieten wollen, etwas zu lernen. Während dieser Zeit, in der er sowieso so viel lernt, ist es vielleicht am besten, wenn er mit einigen dieser regelmäßigen Aktivitäten aufhört und Sie ihm jede mögliche Chance geben, aus seinem Stottern herauszuwachsen. Je unkomplizierter sein Leben ist, desto größer ist die Wahrscheinlichkeit, daß das geschehen wird. Wenn sich dann sein Sprechen stabilisiert hat, können Sie langsam zu dem Maß an Disziplin und der Menge an außerschulischen Aktivitäten zurückkehren, die Sie für angemessen halten. Aus diesem Grunde möchte ich Ihnen vorschlagen, daß Sie die nächsten Monate versuchen, seinen Tagesablauf zu verändern, um zu sehen, ob das Ihrem Sohn mit seinem Sprechen hilft. Meiner Erfahrung nach bringt solch eine Veränderung im Leben eines Jungen oft das ganz normale flüssige Sprechen zurück."

Danach versuchte ich, das Gespräch auf die Freuden des Kindseins zu lenken, die Freude, frei und ohne Verantwortung zu leben. Ich meine, daß ihnen etwas klar geworden war, ohne daß ihre Gefühle verletzt worden waren. Sie dachten, sie hätten ihre Fehler selbst erkannt und fühlten sich daher auch nicht verurteilt oder lächerlich gemacht.

Nun noch einen Nachtrag zu dieser Geschichte. Ich habe später erfahren, daß die Eltern dem Kinderarzt erzählten, was ich ihnen empfohlen hatte, und daß dieser meiner Meinung war. Erst dann waren sie bereit, meinen Ratschlag anzunehmen. Es ist manchmal schon deprimierend zu sehen, wie groß die Unterschiede in der Glaubwürdigkeit zwischen uns und den Mitgliedern des medizinischen Berufsstandes sind, aber das Wichtigste ist, daß die Eltern einige drastische Veränderungen eingeleitet haben, die dem Kind dazu verhalfen aufzublühen. Sein Lehrer war ganz begeistert von dem bemerkenswerten Wandel, und der Junge wurde mit seinem leichten Stotterproblem in kurzer Zeit fertig.

Außer dem Sammeln von Informationen, die einem helfen, das Kind besser kennenzulernen, sollte man immer bemüht sein, eventuelle Schuldgefühle der Eltern zu mildern. Obwohl viele Eltern ruhig und gelassen erscheinen, wenn sie über das Stottern ihres Kindes sprechen, haben doch die meisten von ihnen tiefe Schuldgefühle. Unsere Gesellschaft macht meistens die Eltern für das Stottern des Kindes verantwortlich. Die Eltern leiden nicht nur unter den Vorwürfen der Gesellschaft, sondern auch unter ihrer eigenen Selbstverurteilung. Alle Eltern machen Fehler.

Einige Kolleginnen werden meine Bemühungen sicher nicht gutheißen, die Schuldgefühle auf seiten der Eltern auszuräumen, da in vielen Fällen die Eltern wirklich am Stottern des Kindes schuld sind. Meine Antwort ist, daß die Vorfälle, die dem Kind geschadet haben, schon geschehen sind. Sie gehören der Vergangenheit an. Wir müssen uns auf die Gegenwart und die Zukunft konzentrieren, wenn wir dem stotternden Kind helfen wollen. Wenn die Eltern auf ihre Schuldgefühle hören, dann können sie nicht auf meine Vorschläge hören. Auch sind Eltern eher bereit dazu, einem alles über ihr Verhalten dem Kind gegenüber zu erzählen, wenn sie sich weniger schuldig fühlen. Und letzten Endes können Eltern, die sich schuldig fühlen, weder mir noch den Kindern eine Hilfe für die Zukunft sein.

Die Schuldgefühle der Eltern können sich auch auf das Kind auswirken. Es denkt oft, daß es selbst der Grund für den Kummer der Eltern ist, und dadurch schämt es sich vielleicht, weil es seine Eltern enttäuscht. Es gibt so viele üble Auswirkungen der Schuldgefühle, daß es unbedingt geboten ist, sich effektiv mit ihnen auseinanderzusetzen.

Wie kann man nun den Eltern helfen, ihre Schuldgefühle abzubauen? Eine wichtige Möglichkeit, die ich schon einmal nannte, ist die Art der Atmosphäre, die man im Gespräch herstellt, diese Atmosphäre der Sachlichkeit und des Interesses. Für die meisten Eltern ist dies eine große Hilfe. Viele von ihnen kommen zur Therapeutin und sind ganz krank vor Angst davor, was diese ihnen sagen wird. Wenn sie sehen, daß man freundlich und objektiv ist und kein Interesse daran hat, Schuldzuweisungen vorzunehmen, dann können sich bereits dadurch ihre Schuldgefühle vermindern.

Eine weitere Möglichkeit ist, Verständnis für einige der unausgesprochenen Gefühle der Eltern zu zeigen. Wenn man mit ihnen über Stottern spricht, kann man sie zum Beispiel fragen, was sie tun, wenn das Kind einmal stottert. Die meisten werden antworten, daß sie es ignorieren oder dem Kind einige kleine Ratschläge geben. Man sollte nicht sofort die Angemessenheit der Antwort der Eltern kommentieren. Man sollte statt dessen lieber versuchen, einige der negativen Gefühle der Eltern in Worte zu fassen. Man kann dies etwa so sagen:

„Es muß wirklich schwer für Sie sein, das Kind so sprechen zu hören. Sie fühlen sich dann so hilflos. Wir alle wollen, daß unsere Kinder unbeschwert aufwachsen, und das Sprechen erscheint so einfach. Warum muß sich das Kind so anstrengen? Einige Eltern haben mir erzählt, daß sie so frustriert sind, weil sie das Gefühl haben, daß sie das Stottern nicht aufhalten können, egal was sie tun. Das Stottern wird so schlimm, daß man sich manchmal am liebsten die Ohren zuhalten möchte!“

An diesem Punkt unterbrechen mich viele Eltern (wenn sie es nicht tun, so mache ich eine längere Pause, um ihnen die Möglichkeit für eine Antwort zu geben) und brechen entweder in Tränen aus oder fangen an, sehr schnell zu sprechen, um ihre Frustration herauszulassen. Andere seufzen vor Erleichterung. Wenigstens ein Mensch versteht sie. Niemand hat mit ihnen bis jetzt darüber gesprochen wie weh es ihnen tut, dieses „häßliche“ Stottern zu hören. Die Leute haben sie verurteilt, jedoch hat niemand ihr Leiden erwähnt. Viele haben mir erzählt, wie unfair sie von ihren Mitmenschen beurteilt werden. Wieder andere haben zugegeben, das Stottern ihres Kindes so sehr zu hassen, daß sie es am liebsten anschreien würden, damit es still ist.

Man muß allen Antworten soviel Verständnis wie möglich entgegenbringen. Die Eltern müssen verstehen, daß sie nur ganz normale menschliche Gefühle, natürliche Gefühle haben, derer sie sich nicht schämen müssen. Ich versuche nun festzustellen, ob ich den Eltern dabei helfen kann, ihre Gefühle zu akzeptieren und zu verstehen, und ich versuche, ihnen so viel wie möglich von dem zu zeigen, was sie tun können, um das Problem des Kindes zu vereinfachen. Bereits die Akzeptanz der Therapeutin ist schon eine große Hilfe für die Eltern und für das Kind, da das Kind meist die negativen Gefühle der Eltern teilt.

Man sollte sich allerdings klarmachen, daß die meisten Eltern zu einem Beratungsgespräch kommen, um Informationen zu erhalten, und nicht, um Informationen zu geben. Deshalb sollte man sie ermutigen, Fragen zu stellen. Ihre Fragen werden oft mehr über den Stotterer und seine Familie aussagen als unser Kreuzverhör.

Als erstes sollten wir zumindest versuchen, einen Teil des Mysteriums aufzulösen, daß das Stottern umgibt. Wenn man den Eltern verschiedene Arten zu stottern zeigt, so ist es ihnen möglich, wenigstens ansatzweise zu verstehen, was mit ihrem Kind geschieht, wenn es stottert. Nur wenige Eltern können das Stottern ihres Kindes beschreiben. Einige werden eine allgemeine Beschreibung machen, etwa wie: es wiederholt Wörter oder es bleibt bei Wörtern stecken. Den meisten Eltern ist es auf jeden Fall fast unmöglich, das Stottern ihres Kindes detailliert zu beschreiben. Man muß also verschiedene Arten des Stotterns demonstrieren und sie dann fragen, welche sie bei ihrem Kind schon einmal beobachtet haben.

Bei der Demonstration der verschiedenen Arten des Stotterns kann man den Eltern erklären, was geschieht. Dann kann man das Stottern des Kindes imitieren und erklären, was dabei geschieht. Einige Male habe ich sogar Eltern versuchen lassen, etwas Stottern zu produzieren, indem sie meinen Anweisungen folgten. Wenn sie dies tun, so wird das Ausmaß an Angst und Ignoranz, die mit dem Stottern verbunden ist, vermindert. Dies ist eine große Hilfe bei dem Versuch, ihnen das gelassene Zuhören zu ermöglichen, wenn ihr Kind stottert. Viele Eltern aber können oder wollen dieses Pseudostottern nicht machen. Ich versuche niemals, sie zu zwingen und achte immer wachsam auf irgendwelche Anzeichen, die darauf hinweisen, daß die Eltern noch nicht so weit sind, das Pseudostottern zu versuchen.

Über die Ursache des Stotterns sprechen

Da eine der ersten Fragen, die gestellt werden, die Frage nach dem Grund des Stottern ist, versuche ich immer, diese Frage zu behandeln, bevor die Eltern sie stellen. Ich muß erfahren, was die Eltern denken. Ihre Antworten sind wichtig, da sie mich erkennen lassen, mit was für Eltern ich es zu tun habe. Eltern haben mir gegenüber schon viele verschiedene Gründe für das Stottern ihres Kindes genannt. „Er hat angefangen zu stottern, als ihn sein Onkel Ernie einmal in die Luft warf und er mit dem Kopf auf den Fußboden aufschlug." „Es hat angefangen, nachdem er diese ganz schlimme Grippe hatte." „Sie hat angefangen, weil sie nicht zur Schule gehen wollte." Oder Eltern weisen einen auf einen Todesfall in der Familie hin oder auf den Tod eines Haustiers. Sie machen vielleicht die Geburt eines Bruders oder einer Schwester oder einen anderen Vorfall, der die Familie verändert hat, für das Stottern verantwortlich. Sie erzählen einem vielleicht auch, daß er es sich bei dem älteren Jungen in der Straße eingefangen hat.

Die Antworten der Eltern fallen meist in eine von drei Kategorien. Sie machen entweder ein äußeres Ereignis verantwortlich oder sich selbst oder sie wissen überhaupt keine Antwort. Die in der letzten Gruppe antworten etwa so:

„Wir haben viel darüber nachgedacht. Wir haben uns große Mühe gegeben, uns zu erinnern, ob wir irgend etwas getan haben, das es ausgelöst haben könnte, oder ob es irgendeinen Vorfall gab, der das Stottern verursacht haben könnte, aber wir können es uns einfach nicht erklären. Wir haben versucht, gute Eltern zu sein, und wir lieben unser Kind. Wir haben versucht, ihn so aufwachsen zu lassen wie die anderen Kinder. Wir verstehen einfach nicht, was da schiefgelaufen ist."

Wenn die Eltern einen äußeren Vorfall verantwortlich machen, so akzeptiere ich ihre Meinung, ohne eine Beurteilung abzugeben. Es ist manchmal schwer, ernst zu bleiben, wenn einem Eltern erzählen: „Johnny hat die Krankheit von dem kleinen Mädchen aus der Nachbarschaft." Aber ich versuche dennoch, ihre Meinung zu achten. Und diese Achtung ist echt, da niemand den genauen Grund des Stotterns kennt und ich daher keine Möglichkeit mit Sicherheit ausschließen kann. Zweitens kann der spezielle Grund, den sie genannt haben, mehreren Zwecken dienen: (1) Er erleichtert sie vielleicht von tiefen Gefühlen der Schuld, die sie vielleicht haben. (2) Da Stottern so rätselhaft ist, dient jeder Grund, so bizarr er auch sein mag, der Verminderung der Rätselhaftigkeit. Manche Menschen fühlen sich durch jede Unsicherheit beängstigt. Ich möchte sie mir nicht zum Feind machen und sie auch nicht demütigen, und so höre ich ihnen verständnisvoll zu. Eltern, die einen äußeren Vorfall für das Stottern verantwortlich machen, kann man etwa so antworten:

„Das ist interessant, und es ist vielleicht wirklich einer der Faktoren, die da mitgewirkt haben. Normalerweise sind da immer viele Faktoren, die ein Kind veranlassen zu stottern. Ich kenne ihr Kind zwar

noch nicht so gut, aber wenn er wie einige der anderen Kinder ist, die ich behandle, dann helfen mir wahrscheinlich einige der Gründe bei der Erklärung, warum Ihr Kind stottert oder warum sich sein Stottern verschlechtert." (Ich fahre dann fort, indem ich einige der Gründe nenne, warum andere Kinder stottern.)

Bei Eltern, die sich selber verantwortlich machen, versuche ich sofort, ihre Schuldgefühle zu mindern. Man könnte folgendes sagen:

„Sie wissen, daß es früher allgemein üblich war, die ganze Schuld auf die Eltern abzuwälzen, jedoch weiß man jetzt, daß es viele andere mögliche Gründe gibt. Ich behandle stotternde Kinder aus allen Kreisen der Bevölkerung, sowohl aus intakten als auch aus zerrütteten Familienverhältnissen. Ich habe Kinder aus reichen und armen, aus großen und kleinen Familien. Es scheint, daß es keinen einzelnen Grund gibt, warum ein Kind stottert.

Sicherlich haben Sie einen großen Einfluß auf sein Leben gehabt. Und ich bin mir sicher, daß Sie auch Fehler gemacht haben. Alle Menschen machen Fehler. Sie könnten aber ein Kind auf dieselbe Weise aufziehen, und es würde nicht stottern! Warum fangen einige Kinder an zu stottern und andere nicht?" (Ich erkläre dann einige der Gründe für das Stottern, die dazu geeignet sind, die Schuld und Verantwortung, die sie fühlen, ein wenig zu mindern. Vor allem kommt es darauf an, daß man bereit ist, den Eltern für alles Tun oder Lassen unverzüglich Absolution zu erteilen.)

Viele Eltern, die meinen, daß sie keinen Grund für das Stottern ihres Kindes wissen, machen sich heimlich selbst verantwortlich. Eltern nehmen, berechtigterweise oder nicht, den größten Teil der Schuld für das Versagen ihres Kindes auf sich und glauben andererseits, daß die Erfolge ihres Kindes zum größten Teil ihr Verdienst sind. Ich gehe also davon aus, daß diese Eltern sich für das Stottern ihres Kindes verantwortlich fühlen, und versuche ihnen eine Möglichkeit zu geben, diese Gefühle mit mir zu teilen.

Eltern wollen in der Regel hören, welche Meinung die Therapeutin über die Ursache des Stotterns hat. Dies bringt einen in eine eher prekäre Lage. Das Problem ist, daß anscheinend niemand den Grund des Stotterns mit letzter Sicherheit kennt. Die Eltern erwarten aber eine Antwort von der Therapeutin, und deren Antworten entscheiden darüber, wie die Eltern ihre Kompetenz einschätzen. Wenn man versucht, sich um die Diskussion herumzudrücken oder in seinen Ausführungen sehr allgemein bleibt, dann glauben sie, daß man keine Ahnung hat. Obwohl selbst die führenden Köpfe auf unserem Gebiet keine genaue Antwort haben, muß man doch eine Antwort geben, die die Eltern zufriedenstellt.

Nachdem einem die Eltern gesagt haben, was sie für den Grund des Stotterns halten, kann man ihnen etwa folgendermaßen antworten:

„Ich wünschte, ich könnte Ihnen den exakten Grund des Stotterns sagen. Wenn ich ihn wüßte, dann hätte ich das Problem wahrscheinlich für alle Zeiten gelöst. Leider hat man bisher noch keinen alleinigen Grund für das Stottern gefunden. Aber man hat im Laufe der Jahrhunderte der Erforschung dieser Störung durch Sprechwissenschaftler vieles über das Stottern gelernt.

Eine Tatsache, die man wissen sollte, ist, daß das Sprechen auf einer Vielzahl von Bewegungsleistungen beruht. Man stelle sich vor, was für eine schwierige Aufgabe schon nur das Erlernen der Sprache für das Kind ist! Die Wissenschaft sagt, daß von allen Bewegungsformen, die der Mensch erlernen kann, das Sprechen diejenige ist, die die größten Anforderungen an die feinmotorische Koordination stellt. Was passiert zum Beispiel, wenn ich einen Satz sage wie: ‚Ich gehe in den Laden'. Mein Kiefer, meine Zunge und meine Lippen bewegen sich mit großer Geschwindigkeit und jede Bewegung muß genau rechtzeitig kommen. Diese ganze Hochgeschwindigkeitskoordination muß auch mit dem Atemstrom, der aus der Lunge kommt, übereinstimmen.

Weitere komplizierte Fertigkeiten, die das Kind lernen muß, sind die Verwendung der richtigen Wörter, die Anordnung der Wörter in die korrekte Reihenfolge und die richtige Aussprache. Daher ist es wirklich erstaunlich, daß nicht noch mehr Kinder Probleme bei dem Erlernen des Sprechens haben. Viele Eltern haben mir erzählt, daß sie das Sprechen noch nie von dieser Seite betrachtet haben. Sprechen erscheint ihnen so einfach, es geschieht ganz natürlich. Sie haben eine Idee im Kopf und öffnen ihren Mund und ganz mühelos kommen die richtigen Wörter heraus. Aber für das lernende Kind ist dieser Vorgang sehr viel komplizierter.

Sehen wir uns nun einmal die Gründe an, warum einige Kinder leichter und problemloser als andere zu sprechen scheinen. Stellen Sie sich vor, daß Sie eine Gruppe Kinder auf den Spielplatz mitnehmen, die alle noch nie mit dem Seil gesprungen sind. Wenn Sie jedem Kind ein Springseil geben und ihnen sagen, daß sie beobachten sollen, wie Sie es vormachen, um daraus zu lernen, wie es geht, dann gibt es wahrscheinlich ein oder zwei Kinder, die es sofort nachmachen können. Einige Kinder haben am Anfang einige kleine Probleme, die sie jedoch nach einer gewissen Zeit überwinden. Und dann gibt es wahrscheinlich noch ein oder zwei Kinder, die diese Koordinationsleistung anscheinend einfach nicht bringen können. Das heißt nicht, daß die anderen Kinder schlauer waren oder es schneller begriffen haben. Es bedeutet einfach, daß wir alle verschiedene Begabungen und Fähigkeiten besitzen. Was für den einen ganz einfach ist, ist für den anderen vielleicht schwierig und umgekehrt. Genauso ist es mit dem Sprechen. Einige Kinder scheinen die Koordination des Sprechens schneller und leichter zu lernen als andere.

Kehren wir jedoch noch einmal zu dem Kind zurück, das nicht gleich seilspringen konnte. Wenn das Kind das Seilspringen wirklich lernen will, dann kann es das Seil mit nach Hause nehmen und dort allein üben. Vielleicht hat es dann noch immer Probleme, aber es ist wenigstens manchmal erfolgreich. Wenn es nun weiter übt, dann wird es langsam immer geschickter, so daß es nach einigen Tagen genauso gut seilspringen kann wie die anderen Kinder. Was aber wäre passiert, wenn Sie bei ihm geblieben wären und es nach jedem Versuch korrigiert hätten? Das Kind würde vielleicht anfangen, sich zu sehr zu bemühen und Spannung in seinen Muskeln aufzubauen. Und je mehr es sich anstrengt, desto schlechter werden die Versuche, bis es nach einiger Zeit enttäuscht aufgibt.

So ähnlich ist es mit dem Sprechen. Alle Eltern möchten ihrem Kind dabei helfen zu lernen, so flüssig wie möglich zu sprechen. Seine Fehler stören die Eltern und so tun sie Dinge, die das Kind dazu bringen, sich mehr anzustrengen. Sie tun dies nicht, weil sie gemeine oder schlechte Eltern sind, sondern weil sie das Kind lieben und für es das Beste wollen. Aber nicht nur die Eltern, sondern auch die Großmütter, Verwandten und sogar die Nachbarn wollen dem Kind dabei helfen, so perfekt und schnell wie möglich zu sprechen. Genau wie beim Springseil wird das Kind oft angespannt und frustriert sein und hat so noch mehr Probleme beim Erlernen des Sprechens.

Diese Anspannung und Frustration, die so schädlich für das leichte Lernen ist, kann aber auch von dem Kind selber kommen. Wir alle haben manchmal kleine Probleme mit dem Sprechen und das Kind sagt vielleicht: „I-i-i-ich mmmmöchte bitte ein Glas Wasser." Obwohl es sich niemals mit dem Stottern beschäftigt hat, denkt es an diesem Morgen vielleicht doch: „Warum habe ich das gerade nicht richtig gesagt? Warum kann ich nicht so gut wie Mama und Papa sprechen oder wie die meisten anderen Kinder? Irgendwas stimmt da nicht!" Und so fängt es an zu versuchen, mit zu viel Anstrengung zu sprechen. Wenn ein Kind, das nicht gleich Seilspringen kann, auch so reagieren und sich so unter Druck setzen würde, daß es genauso gut Seilspringen können muß, wie die anderen Kinder, dann würde es wahrscheinlich niemals Seilspringen lernen. Je mehr sich das Kind davor fürchtet, es nicht zu können, desto angestrengter werden seine Versuche und desto schlechter gelingt es dann.

Wie dem auch sei, ich befasse mich in erster Linie nicht mit der Ursache, sondern damit, was ich tun kann, um dem Kind zu helfen. Ich bin gar nicht so sehr daran interessiert, was das Stottern nun anfänglich ausgelöst hat. Das ist Vorgeschichte. Meine Aufgabe ist es, dem Kind zu helfen, sich weniger unter Druck gesetzt zu fühlen, damit es den Teufelskreis durchbrechen kann, in dem es sich befindet. Ich muß herausfinden, was ihm das Sprechen in bestimmten Situationen erschwert."

Damit versuche ich, den Eltern eine vereinfachende Analogie auf die komplizierte Frage nach dem Grund des Stotterns zu geben.

Der wirkliche Wert meiner Ausführungen liegt darin, daß die Eltern jetzt eine logischere, verständlichere und sachlichere Erklärung für den Grund des Stotterns haben. Menschen brauchen oftmals konkrete Gründe für ihre Beobachtungen, um mit der Zukunft klarzukommen. Und ich bin der festen Überzeugung, wie ich auch schon den Eltern gesagt habe, daß der ursprüngliche Grund des Stotterns zu diesem Zeitpunkt der Entwicklung des Kindes unwichtig ist, da es schon stottert. Nichts von dem, was wir tun können, wird jemals bewirken, daß das Kind zu dem Zeitpunkt zurückkehrt, an dem das Stottern anfing. Wir müssen uns mit den gegenwärtigen Problemen befassen und mit den Möglichkeiten, sie zu mildern.

Nur noch ein letzter Kommentar zu dieser Antwort auf die Frage der Eltern nach dem Grund des Stotterns. Die oben niedergeschriebene Antwort habe ich in dieser Form noch nie irgend jemandem gegeben. Sie ist nur ein anschauliches Beispiel. Bei einigen Eltern ist es vielleicht nötig, viel sachlicher zu sein; bei anderen würde ich deren Frage vielleicht mit ein paar einfachen Sätzen beantworten. Es ist ein Grundsatz unseres Handwerks, daß wir jeden nach seinen Bedürfnissen und seinen Fähigkeiten behandeln müssen.

Was die Eltern tun können

Wenn der Kontakt zwischen Therapeutin und Eltern produktiv sein soll, so muß sich diese bewußt machen, daß die Eltern nicht nur zu ihr kommen, um Informationen zu geben oder zu bekommen, sondern auch, um zu erfahren, was sie zu Hause für das Kind tun können. Es ist wichtig, daß sie mindestens ein oder zwei relativ konkrete Anregungen mit nach Hause nehmen, sonst sind sie enttäuscht. Sie sind sehr daran interessiert, etwas zu der Verbesserung ihres Kindes beizusteuern, aber sie wissen nicht wie. Und es gibt keine bessere Möglichkeit, Schuldgefühle zu mindern, als die Eltern in den Heilungsprozeß einzubinden.

Eine Möglichkeit für die Eltern zu helfen ist die gelegentliche Anwendung der Restimulierung. Wenn das Kind große Mühe hatte, etwas zu sagen, dann reflektiert man den Inhalt seiner Äußerung noch einmal. Dies ist dieselbe Art, wie die reflektierende oder echoartige Sprechweise, die ich schon beim beginnenden Stotterer beschrieben habe. Sie hilft die Erinnerung an das Stottern zu reduzieren, und sie hilft den Eltern, eher auf den Inhalt der Worte zu achten und nicht auf die Art und Weise, in der sie gesagt wurden. Als Ergänzung zu dieser besseren Fähigkeit zuzuhören können die Eltern auch versuchen, ihr Kind immer anzusehen, wenn es spricht, selbst wenn es stottert. Dadurch zeigen sie ihr Interesse für das, was das Kind sagt, und nicht, daß sie wegen des Stotterns beunruhigt sind.

Man kann auch eine kurze Spielstunde im Tagesverlauf empfehlen, deren Verlauf das Kind bestimmen kann. Ich versuche auch, eine Möglichkeit zu schaffen, daß die Eltern mich mit dem Kind arbeiten sehen, um ihnen so zu zeigen, wie diese Spielstunde gestaltet werden kann. Die Chancen für echtes Lernen sind viel größer, wenn die Eltern sehen, wie man seine Worte in die Tat umsetzt. Auf diese Weise habe ich die Möglichkeit, lockeres, vom Kind gelenktes Spielen zu demonstrieren und die entspannte Art zu zeigen, in der ich auf das Stottern des Kindes reagiere. Die Eltern können dabei beobachten, wie ich langsamer und einfacher spreche (obgleich ich darauf bedacht bin, daß mein Sprechen natürlich bleibt), um dem Kind bessere Sprachmodelle zu geben. Ich bin ein guter Zuhörer und überlasse dem Kind die meiste Zeit zum Sprechen. Und ich bin nicht be- oder verurteilend. Wenn das Kind Autos hat, die fliegen können, dann gehe ich mit seinen Fantasien mit. Man sollte das Kind nicht berichtigen und ihm sagen, daß Autos nicht fliegen können. Diese Spielstunde muß nicht sehr lang sein. Das Wichtige ist, daß man jeden Tag ein wenig ruhig und gemächlich mit dem Kind spielt.

Mit älteren Kindern kann diese Spielstunde auch eine ruhige und streßfreie Zeit bei einem Glas Milch und Keksen sein. Da können die Eltern einmal zuhören, anstatt immer zu fragen. Wenn das Kind keine Lust hat, irgend etwas zu sagen, dann ist auch das sein gutes Recht. An anderen Tagen wird es den Drang empfinden, mit jemandem zu sprechen. Und wenn die Eltern solch eine Atmosphäre während dieser kurzen Zeit schaffen, dann wird sich das Kind merken, daß es diese Zeit hat. Es wird reden wollen, weil es nicht bedrängt, kritisiert oder korrigiert wird.

Die meisten der Kinder, die wir behandeln, haben besonders viel Probleme, wenn sie aufgeregt sind. Viele Eltern klagen darüber und fragen sich, was sie tun können, wenn ihr Kind sich so verhält.

Als erstes versuche ich, als Beispiel ein Kind darzustellen, das unter irgendeinem emotionalen Druck steht. Ich veranschauliche das zum Beispiel mit folgenden Worten:

„Lassen Sie mich Ihnen von einem Erlebnis erzählen, das mir erst neulich passiert ist. Meine kleine Tochter, Sarah, die noch nie Probleme mit dem Sprechen hatte, fiel vom Fahrrad und rannte ins Haus, um mir von ihrem Unfall zu erzählen. Sie war sehr aufgeregt

und ganz außer Atem, und sie schluchzte ein wenig, als sie ungefähr so etwas sagte wie: „Pa-Pa-Papa, i-i-i-ich bin hi-hi-hingefallen". Dann schnappte sie nach Luft.

Und da stand nun dieses kleine Mädchen, das niemals auch nur die kleinsten Probleme mit dem Sprechen hatte, und dennoch stotterte es beim Sprechen furchtbar. Jetzt überlegen Sie nur einmal, wie schwierig das Sprechen für Ihr Kind sein muß, wenn es aufgeregt ist oder unter emotionalem Druck steht!

Als ich sah, daß es Probleme mit dem Sprechen hatte, sagte ich, wir würden jetzt erstmal in die Küche gehen und ein Glas Milch trinken, und dann könne es mir alles in Ruhe erzählen. Als wir dann in der Küche waren, und es sein Glas Milch hatte, da hatte es die Möglichkeit, ein paarmal durchzuatmen und sich ein wenig zu erholen. Und als es dann erzählte, hatte es nur bei ein oder zwei Wörtern ein wenig Schwierigkeiten. Ich unterbrach es nicht und stellte auch keine Fragen zum Unfall. Das war ziemlich schwierig, da ich alle Einzelheiten wissen wollte, aber ich ließ es seine Geschichte auf seine eigene Art und in seinem eigenen Tempo erzählen.

Ein anderes Mal habe ich den Fehler gemacht, daß ich es sofort erzählen ließ, was passiert war, und es sogar unterbrach, um nach Einzelheiten zu fragen, da ich auch ganz aufgeregt war. Das scheint aber das Kind noch mehr in Schwierigkeiten zu bringen, da es sich noch mehr aufregt und noch verwirrter wird. Man sollten versuchen, ein Kind nicht zum Sprechen zu zwingen, wenn es sehr aufgeregt ist.

Ich glaube, Ihr Kind wird einen Nutzen aus diesem neuen Vorgehen ziehen. Zu den Zeiten, in denen das Sprechen für jeden schwierig ist, müssen wir besonders bei einem Kind, das stottert, sehr rücksichtsvoll sein. Ich habe gelernt, mich danach zu richten; wenn Sarah alleine ins Haus laufen kann, dann braucht sie wahrscheinlich keine sofortige ärztliche Hilfe. Das heißt, daß ich genug Zeit habe, mich hinzusetzen und still zuzuhören.

Das heißt natürlich jetzt nicht, daß Sie das jedesmal tun sollen, wenn Ihr Kind stottert. Es betrifft nur die paarmal pro Woche, bei denen es scheint, daß Ihr Kind so aufgeregt ist, daß es einfach nichts herausbringt."

Diese kleine Geschichte kann ganz gut dazu dienen, die entscheidende Botschaft hinüberzubringen. Wenn man den Eltern hilft, mit diesen belastenden Situationen fertig zu werden, so hilft man sowohl ihnen als auch dem Kind. Diese Art der Antwort hilft ihnen auch, den Gedanken zu verstehen, daß das Sprechen vom Streß befreit werden soll. Viele werden auch feststellen, daß ein paar dieser Vorschläge den gesamten Umgang der Eltern mit dem Kind im allgemeinen und beim Sprechen verändern können.

Viele Therapeutinnen bringen den Eltern auch bei, zu Hause Beobachtungen zu machen. Die Eltern werden gebeten, ein Tagebuch über das Kind zu führen und dann ihre Erlebnisse zu berichten. Sie werden dazu angehalten, nach Umständen oder Situationen zu suchen, in denen mehr Stottern auftritt. Wenn sie etwas herausgefunden haben, sollen sie die Therapeutin anrufen, damit diese einen Therapieplan ausarbeiten kann, wie man diese Störungen des flüssigen Sprechens verringern kann.

In diesem Tagebuch können die Eltern auch jene Situationen festhalten, die stotterfrei scheinen. Die Eltern werden dann angeregt, das Kind soviel Zeit wie möglich mit diesen Aktivitäten verbringen zu lassen.

Sobald die Eltern zu besseren Beobachtern werden, stellen sie fest, daß die Sprache des Kindes sich in Zyklen bewegt. An den Tagen, an denen das Kind eher flüssig spricht, sollten die Eltern es zu mehr Sprechen ermutigen, während sie dem Kind an den Tagen, an denen es sehr viel stottert, weniger Möglichkeiten geben sollten zu sprechen, jedoch ohne daß das Kind dies bemerkt. Ein Vater hatte zum Beispiel bemerkt, daß sein Kind nicht viel sprach, wenn es mit ihm mit dem Baukasten spielte. Das Kind schien immer so in die Arbeit vertieft, daß es keine Zeit zum Sprechen hatte. Das hat sich als eine gute Aktivität für die Tage erwiesen, an denen das Kind eher Probleme mit dem flüssigen Sprechen hatte. Durch das gemeinsame Spielen zeigte der Elternteil dem Kind seine Liebe und gleichzeitig bot die Aktivität eine gute Möglichkeit, das Kind weniger sprechen zu lassen. Andere Eltern machten Radtouren, da diese Aktivität auch mit wenig Sprechen verbunden ist.

Die Eltern müssen auch darauf hingewiesen werden, daß Stottern eine progressive Störung ist, die mit der Zeit schlimmer werden kann. Ich rege die Eltern vor allem dazu an, auf Anzeichen von Anstrengung und Anspannung zu achten. Das können Atemflußblockierungen, Zucken im Gesicht oder Gesten sein. Ich lenke ihre Aufmerksamkeit auch besonders auf das Vermeiden von bestimmten Situationen oder Wörtern. Wenn das Kind beginnt, Vermeidungen zu benutzen, dann hat es gelernt, sich vor seinem Stottern zu fürchten und sich seines Problems zu schämen. Die Zeichen von Angst sind eine Warnung für mich, daß das Stottern vielleicht schlimmer wird. Zu diesem Thema hat die Stuttering Foundation of America, (eine Stiftung, deren Zweck die Behandlung und Verhütung des Stotterns ist), eine Schrift herausgegeben, die sich oft als nützlich erwiesen hat. Sie heißt: *If Your Child Stutters* (Wenn Ihr Kind stottert). In dieser Schrift sind einige der Warnsignale angegeben, die Eltern kennen sollten. Ich bitte die Eltern, mich anzurufen, wenn sie diese Warnzeichen bemerken oder sich im Sprechen des Kindes irgend etwas verändert hat. (Die Bundesvereinigung Stotterer-Selbsthilfe e.V. hat einen *Elternratgeber* erstellt, der ebenfalls wichtige Informationen und Anregungen für die Eltern enthält. Anm. d. Übers.)

Einige Eltern haben aufgrund ihrer Beobachtungen wichtige Veränderungen in der kommunikativen Umwelt ihres stotternden Kindes vorgenommen. Wenn sie anfangen, die Art der Situationen und Kräfte kennenzulernen, die beim Kind Stottern hervorrufen, dann können sie die notwendigen Veränderungen herbeiführen, die so wichtig für das flüssige Sprechen sind. Gleichzeitig haben sie durch ihre genauen Beobachtungen die Dinge und Situationen gesehen, die die Sprechflüssigkeit fördern, und können so versuchen, die Häufigkeit dieser Aktivitäten zu erhöhen. Solche Eltern sind also imstande, ihren Lebensstil so weit zu verändern, daß sich das Stottern des Kindes verlieren kann.

Man könnte sicherlich noch mehr über die Wechselwirkung von Therapeutin und Eltern schreiben. Ich habe mich dafür entschieden, dies nicht zu tun, da genug Literatur zum Thema Elternberatung existiert und dieses eine Kapitel sonst zu einem weiteren Buch geworden wäre. Ich hoffe, daß die Leserin sich ein Bild machen kann, wie ich mit den Eltern umgehe. Die Einzelheiten der Gespräche sind dabei viel weniger wichtig als die allgemeine Atmosphäre des Respekts und des Verständnisses, die ich herzustellen versuche.

Die Arbeit mit den Lehrern

Die Lehrer des Kindes spielen im Heilungsprozeß eine wichtige Rolle. Da sie einen großen Einfluß auf sein Leben haben, muß man jede mögliche Anstrengung machen, um eng mit ihnen zusammenzuarbeiten. Leider kann man die Lehrer, ebenso wie die Eltern, nicht so oft sehen, wie man gerne möchte. Ich versuche dennoch, sie so oft wie möglich zu treffen. Je freundlicher man zu den Lehrern ist und je besser man sie kennenlernt, desto bereitwilliger werden sie den Ratschlägen folgen, die man ihnen gibt.

Obwohl dies nicht immer möglich ist, versuche ich, mit dem Lehrer ein halbstündiges erstes Treffen zu arrangieren. Ich habe festgestellt, daß dies produktiver ist als ein Treffen in den Pausen im Lehrerzimmer. Das Lehrerzimmer ist für ein gutes Gespräch zu unruhig, und daher versuche ich, das Treffen an einem Ort abzuhalten, wo wir etwas ungestörter sind. Nach diesem ersten Treffen kann ich dann in den Pausen mit dem Lehrer viel besser sprechen, da wir zuvor dieses ruhige, konzentrierte Gespräch miteinander hatten.

Das Vorgehen in der Beratung der Lehrer enthält viele Techniken, die ich auch bei den Eltern anwende. Ich beginne diese kurzen, vertraulichen Treffen damit, daß ich den Lehrer über das stotternde Kind erzählen lasse. Ich sage ihm, daß ich mehr über das Kind wissen möchte. Ich bitte ihn, mir das Kind zu beschreiben. Mein Ziel ist, allgemeine Fragen zu stellen, um den Lehrer zum Sprechen zu bringen. Der Lehrer muß erkennen, daß die Zeit, die ich mit dem Kind verbringen kann, sehr knapp ist und daß er mir helfen kann, indem er mir ein umfassenderes Bild von seinem Verhalten gibt. Ich behandle den Lehrer mit Respekt und versuche ihm zu zeigen, daß seine Ansichten und Beobachtungen wichtig für mich sind. Mein Respekt bringt die Lehrer meistens dazu, mehr zu erzählen.

Neben dem allgemeinen Verhalten des Kindes brauche ich auch Informationen über sein Stottern. Wiederum fange ich mit der allgemeinen Frage an und lasse dann den Lehrer frei über das Stottern des Kindes sprechen.

Natürlich wird der Lehrer auch Fragen stellen, wenn ich das Gespräch so offen halte. Eine Frage, die Lehrer gewöhnlich stellen, ist die Frage nach der Ursache des Stotterns. „Haben die Eltern irgend etwas getan, daß Johnny jetzt stottert?" oder „Ist Stottern nicht ein psychologisches oder emotionales Problem?" Auf diese Fragen kann man antworten:

„Ich weiß zu diesem Zeitpunkt noch nicht genau, wie die Verhältnisse bei Johnny zu Hause sind, aber unserer Erfahrung nach kommen diese Kinder aus den verschiedensten Familien. Daher mache ich die Eltern nicht vollständig verantwortlich. Und ich habe auch Schwierigkeiten, Stottern einfach als ein emotionales Problem zu bezeichnen. Es stimmt, daß bei einigen Kindern die Gründe für ihr Stottern eher im emotionalen Bereich liegen. Das Stottern ist tatsächlich eine Möglichkeit für das Kind, seiner Umwelt zu zeigen, daß es nicht glücklich ist und daß ihm nicht alles in seiner Umgebung gefällt. Auf der anderen Seite gibt es wiederum Kinder, die keine emotionalen Probleme haben und bei denen das Stottern eher ein Entwicklungs- oder Lernproblem zu sein scheint. Einige Kinder haben Probleme mit feinmotorischen Leistungen, und das Sprechen zählt zu den schwierigsten feinmotorischen Aufgaben. Diese Kinder bekommen Probleme mit dem flüssigen Sprechen. Normalerweise wachsen sie aus dieser Phase des unflüssigen Sprechens wieder heraus, jedoch bei einigen von ihnen fangen diese schlechten Sprechgewohnheiten an sich festzusetzen. Sie werden ängstlich oder besorgt im Hinblick auf ihr Stottern oder vielleicht reagieren die Eltern auch negativ. In jedem Fall fängt das Kind an, sich beim Versuch, flüssig zu sprechen, zu sehr anzustrengen, und das Ergebnis ist, daß es noch mehr Probleme bekommt. Ein Zweck

dieses Gespräches ist es, daß ich versuchen möchte, einige der Gründe zu finden, warum Johnny stottert.“

Diese Art der Antwort zeigt dem Lehrer hoffentlich, wie wichtig sein Einsatz ist. Sie bringt ihn dazu, sich als einen Teil des Heilungsprozesses zu empfinden. Und als Folge davon kann man in der Zukunft mehr Kooperation von ihm erwarten. Er wird bereitwilliger seine Pausenzeit opfern, um einem mit dem Patienten zu helfen.

Auch wollen die Lehrer oftmals wissen, wie sie dem Kind in der Klasse begegnen sollen. „Manchmal lachen die anderen Kinder, wenn Johnny stottert. Ich fühle dann, daß ich etwas tun sollte, aber das Stottern macht auch mich verlegen.“ Darauf kann man folgendes antworten:

„Das genau ist das Problem mit dem Stottern, wissen Sie. Es gibt so viele Menschen, denen Johnnys Stottern peinlich ist oder die sich deswegen schämen, daß der Kleine selbst anfängt, solch negative Gefühle zu entwickeln. Was machen sie, wenn jemand bei einer Mathematikaufgabe einen Fehler macht und alle anfangen zu lachen? Sie behandeln die ganze Situation wahrscheinlich ganz locker und sachlich, so daß das Kind sich nicht allzu sehr schämt und es ein anderes Mal wieder versucht. Genauso muß man beim Stottern verfahren. Behandeln Sie den Vorfall ganz objektiv. Sie können zum Beispiel sagen: ‚Manchmal hat Johnny Schwierigkeiten, das zu sagen, was er sagen will, aber wir wollen immer versuchen, ihm zuzuhören.‘ Direkt und klar zu sprechen hilft einerseits Johnny selbst, und andererseits werden die anderen Kinder weniger dazu neigen zu lachen. Ich weiß, daß dies manchmal schwierig ist und nicht ganz leicht durchzusetzen. Einen Stotterer in der Klasse zu haben, ist keine einfache Sache, aber Johnny kann von Ihrem Verständnis wirklich einen großen Nutzen haben.“

Oder vielleicht fragen sie: „Woher kommt es, daß er an manchen Tagen so flüssig ist, während er an anderen kaum ein Wort herausbringt?" Auf diese häufig gestellte Frage kann die Antwort eine Anregung enthalten, die dem Lehrer hilft, mit dem Stottern des Kindes fertig zu werden.

„Stottern scheint von Natur aus zyklisch angelegt zu sein. Etwas Ähnliches meinen wir alle, wenn wir von unseren guten und schlechten Tagen sprechen. Wir können Johnny enorm helfen, wenn wir diese Veränderungen seines Stotterns erkennen. An Tagen, an denen er flüssiger sprechen kann, können Sie vielleicht seine Beteiligung am Unterricht fördern und ihn im Unterricht öfter als sonst drannehmen. Eine der besten Möglichkeiten, ihm dabei zu helfen, flüssiger zu sprechen, besteht darin, ihm Erfahrungen mit flüssigem Sprechen zu ermöglichen. An guten Tagen muß man ihm also viele Möglichkeiten zu sprechen geben, so daß er erleben kann, welchen Spaß es macht und wie befriedigend es ist, flüssig zu sprechen. Andersherum sollten Sie an seinen schlechten Tagen eher seine Mitschüler aufrufen. Wenn er sich natürlich als einziger meldet, dann haben Sie keine Wahl, aber versuchen Sie ihn zu entmutigen, sich freiwillig zu melden. Ich bin sicher, daß Sie das durch Ihre Unterrichtserfahrung durchaus tun können, ohne daß er es bemerkt."

Wie auch schon bei den Eltern achte ich auch hier darauf, nicht zu viele Einschränkungen im Verhalten des Lehrers zu fordern, aber manchmal muß man doch auf einer Verhaltensänderung bestehen, wie die folgende Frage zeigt: „Na ja, wissen Sie, manchmal bleibt er bei einem Wort so stecken, daß ich es dann für ihn sage. Ist das richtig so? Es scheint ihn nicht zu stören." Man muß darauf achten, in seiner Antwort den Lehrer nicht zu kritisieren oder zu verurteilen.

„Manchmal wollen Sie Johnny wirklich helfen, nicht wahr? Er strengt sich so an, die anderen Kinder werden unruhig und Sie

möchten ihm die Peinlichkeit ersparen. Wir müssen uns aber bewußt sein, wie unser Verhalten das Kind beeinflußt. Wenn wir ihm bei einem Wort helfen, dann verliert es vielleicht den Glauben in seine Fähigkeit zu sprechen. Wie peinlich ist es doch, wenn einem jemand bei einem Wort helfen muß. Kinder können auf diese Weise anfangen, ihr Selbstvertrauen zu verlieren, und sich geschwächt fühlen. Oder das Kind meint, daß Stottern etwas Schreckliches sein muß, da die Leute das Stottern nicht aushalten und das Kind nicht zuende sprechen lassen. Dies veranlaßt das Kind nur, sich noch mehr anzustrengen, perfekt zu sprechen, und das Ergebnis ist, daß es noch mehr stottert. Somit kann unser Eingreifen, auch wenn es in ehrlicher und wohlwollender Absicht geschieht, eine negative Wirkung auf das Kind haben.“

Lehrer fragen mich oft, wie viel verbale Aufgaben sie von dem Stotterer verlangen sollten. „Soll ich ihn dieses Referat vor der ganzen Klasse halten lassen, oder ist es besser, wenn er es schriftlich macht und dann bei mir abgibt? Ich mag es nicht ihn zum Sprechen zu zwingen, wenn es ihm wirklich peinlich ist, aber was sage ich den anderen Kindern?“

Dies ist eine schwierige Frage, auf die es keine klare Antwort gibt. Auf der einen Seite erscheint es falsch, einen Stotterer dazu zu bringen sich selber lächerlich zu machen. Wenn man ihm jedoch ein besonderes Privileg einräumt, wird er vielleicht von seinen Mitschülern verachtet und verliert dadurch einen großen Teil seines Selbstvertrauens und seiner Selbstachtung. Ich versuche, dem Lehrer dieses Dilemma mitzuteilen. Er sollte wissen, wie schwierig diese Frage ist, und wird dann hoffentlich im Alltag die richtige Entscheidung treffen. Nachdem wir die verschiedenen Pros und Contras erörtert haben, würde ich zum Beispiel sagen:

„Normalerweise empfehle ich, daß das Kind so normal wie möglich behandelt werden sollte. Denn die Schule ist dazu da, die Kinder auf das Leben als Erwachsene vorzubereiten, und als Erwachsener

wird Johnny auch keine besonderen Privilegien erhalten. Die Welt ist oft grausam und Kinder müssen lernen, damit fertig zu werden. Wenn Sie jedoch denken, daß Johnny kläglich versagen wird, ist es nicht sinnvoll, ihn zu einem Vortrag zu zwingen. Die beste Lösung ist vielleicht, ihm zu sagen, daß Sie ihn nach dem Unterricht sprechen möchten. Sie können vielleicht so etwas sagen: ‚Ich möchte mit dir über das mündliche Referat sprechen. Du hast eine Menge Probleme mit dem Sprechen gehabt, und ich möchte nur wissen, ob du dein Referat auch wirklich halten willst? Es wird nicht einfach sein, und ich bin dir nicht böse, wenn du es nicht willst. Ich werde dich nicht bestrafen, wenn du es nicht hältst, aber wenn du es halten willst, dann möchte ich, daß du es tust. Warum sagst du mir nicht einfach morgen früh Bescheid, ob du willst oder nicht? Dann kannst du mir auch sagen, ob du am liebsten als erster drankommen willst. Manchmal hilft es, wenn man solch eine Sache schnell hinter sich bringt. Oder du meldest dich einfach, wenn du meinst, du bist bereit.‘ Dieses kleine Gespräch kann sehr hilfreich dabei sein, Johnnys Gefühle kennenzulernen und zu verstehen, und außerdem wird er denken, daß Sie an seinem Problem wirklich interessiert sind.“

Das wäre eine Möglichkeit, mit dem Problem des mündlichen Referats umzugehen. Eine andere Möglichkeit ist, sowohl den Lehrer als auch den Schüler zu einem Gespräch einzuladen. Die Situationen können so verschieden sein, daß man, soweit dies möglich ist, ein Treffen mit allen Beteiligten arrangieren sollte, um eine akzeptable Lösung zu finden. Man sollte auch die Eltern ermutigen, dazuzukommen. Jeder sollte nicht nur informiert sein, sondern fühlen, daß er oder sie Einfluß auf die Entscheidungen hat. Es gibt keine einfache Antwort auf das Problem der Unterrichtsbeteiligung, und daher ist es ratsam, so viele Einflüsse wie möglich in die Entscheidung einfließen zu lassen.

Andere Lehrer haben ein völlig anderes Problem beschrieben. „Man hat mir gesagt, ich soll Johnny so viel wie möglich sprechen lassen, da er sich nicht diskriminiert fühlen soll. Aber er meldet sich immer und wenn er dann spricht, dann hört er gar nicht mehr auf."

Dies ist eine häufige Beschwerde bei Stotterern in den unteren Klassen. Man kann darauf folgendes sagen:

„Von diesem Problem haben mir schon andere Lehrer berichtet. Er scheint zu befürchten, daß er nicht mehr weitersprechen kann, wenn er einmal aufgehört hat zu reden, oder er hat das Bedürfnis zu reden, um sich selbst zu beweisen, daß er keine Angst hat. Vielleicht hat er auch zu Hause nicht genug Gelegenheit zu sprechen, so daß er es in der Schule nachholt. Was immer der Grund sein mag, meine ich auch hier, daß es ganz wichtig ist, Johnny so normal wie möglich zu behandeln. Wenn allerdings die anderen Schüler dadurch nicht mehr so oft drankommen, dann sollte sein Einsatz begrenzt werden. Sicherlich werden Sie die Regeln für Johnny etwas anpassen, jedoch sollte er nicht dominieren. Nachdem er einen Gedankengang vollendet hat und zum nächsten übergeht, können Sie ihn unterbrechen und das von ihm Gesagte in Ihren eigenen Worten wiedergeben. Dies zeigt ihm, daß Sie ihn verstanden haben und daß sein Beitrag wichtig genug war, um vor der Klasse wiederholt zu werden. Dann können Sie die anderen bitten, das Gesagte zu ergänzen oder zu kommentieren. Auf diese Weise können Sie ihn unterbrechen und ihm gleichzeitig das Gefühl geben, daß er etwas Wichtiges zum Unterricht beigetragen hat. Wenn er aber versucht fortzufahren, dann können Sie ihm sagen, daß Sie seinen Beitrag gern gehört hätten, daß nun aber jemand anders dran sei."

Häufig habe ich festgestellt, daß es das Beste ist, den Lehrern dabei zu helfen, das Stottern zu verstehen. Dieses Verständnis bewirkt oft die Veränderungen, die den Patienten helfen können. Zusätzlich zu den Informationen über das Stottern versuche ich, den Lehrer dazu zu bringen, sein Verhalten aus der Perspektive eines Stotterers zu sehen. Wie würde er empfinden, wenn er an der Stelle des Stotterers wäre? Für einige Lehrer ist diese Art der Identifikation wichtig in ihrer Beziehung zu dem Kind. Ich versuche, ihnen deutlich zu machen, wie ein Stotterer empfindet, wenn er bemitleidet oder wie ein Kleinkind behandelt wird. Oder wie schwierig der Unterricht für ihn ist, wenn der Lehrer sehr hohe Ansprüche stellt und nicht sehr flexibel ist. Ich sehe durch seine Augen die Falschheit eines Lehrers, der das Stottern völlig ignoriert. Er fühlt sich wie ein Unberührbarer, einer, der sich des großen Unaussprechlichen schuldig gemacht hat. Es schafft eine sehr angespannte Situation, wenn der Lehrer ignorant ist und sich weigert, den Tatsachen ins Auge zu sehen.

Der Lehrer muß mit dem Stotterer ganz sachlich über sein Stottern sprechen. Er muß ihn wissen lassen, daß er das Stottern bemerkt hat und bereit ist, den Unterricht so angenehm wie möglich für das stotternde Kind zu gestalten. Die Therapeutin, das Kind und der Lehrer sollten als Team zusammenarbeiten. Diese direkte Konfrontation dient dazu, Mißverständnisse aufzuklären. Verständnis ist die Grundlage meiner Ratschläge an Eltern und Lehrer und daher Grundlage meiner gesamten Therapie. Ich bin davon überzeugt, daß wie beim Eisberg der gefährliche Anteil des Problems des Stotterns unter der Oberfläche verborgen ist. Je mehr wir davon an das Licht der Vernunft und des Verständnisses bringen können, desto größer ist die Chance für das Kind, erfolgreich zu sein. Dies ist der Kern meiner Überzeugung und der Grund für meinen Erfolg.

Abschließende Anmerkungen

Die Ideen, die in diesem Buch beschrieben sind, sind das Ergebnis von fünf Jahren Arbeit mit Stotterern an öffentlichen Schulen. In dieser Zeit habe ich Hunderte von jungen Stotterern in unserem bezirksweiten Programm gehabt. Obwohl ich nicht in allen Fällen mit meiner Hilfe zufrieden war, hat sich, soweit ich weiß, das Sprechen keines meiner Patienten aufgrund meiner Arbeit verschlechtert.

Auf diese fünf Jahre zurückblickend kann ich sagen, daß ich viel gelernt habe und eine Menge wertvolle Erfahrungen mit den stotternden Kindern gemacht habe. Jedes Jahr lerne ich noch mehr hinzu, und nach weiteren fünf Jahren werde ich vielleicht einiges, was in diesem Buch steht, verändern oder ergänzen wollen. Meine Therapie verändert sich ständig, und zwar immer dann, wenn ich mehr über die Bedürfnisse meiner Patienten dazulerne.

Am Ende eines jeden Jahres mache ich einen Rückblick, um meine Arbeit auszuwerten, und stelle eine Liste der Punkte auf, die mir am wichtigsten erscheinen. An erster Stelle auf dieser Liste steht in jedem Jahr die Ermahnung, die jungen Stotterer früher in Therapie zu nehmen. Ich bin davon überzeugt, daß es desto besser ist, je eher wir einen Stotterer erkennen. Wenn man Stotterer schon zu einem Zeitpunkt in Behandlung nimmt, an dem das Stottern noch recht leicht ist und sie noch relativ unberührt von ihrem Stottern sind, dann reicht ein geringer Aufwand an Zeit und Mühe aus. Und die Prognose für diese Kinder ist exzellent. Das ist ganz anders als bei den älteren Kindern oder den Erwachsenen, wenn man diese Therapie mit der Langzeittherapie eines schweren chronischen Stotterers vergleicht, dessen Prognose bezüglich des flüssigen Sprechens bestenfalls ziemlich ungewiß ist. Ich bin überzeugt, daß man die Mehrheit der Stotterer in der 3. Klasse und darüber zu einem früheren Zeitpunkt viel erfolgreicher und mit weniger Aufwand hätte behandeln können.

Die meisten Kolleginnen haben leider gelernt, solange zu warten, bis sich das Stottern verfestigt hat, bevor sie mit der Therapie anfangen. Das erscheint so unlogisch. Keine anderen Sprechstörungen und auch keine anderen physischen oder emotionalen Probleme von Kindern werden so behandelt. Auch unser gesunder Menschenverstand sagt uns, daß ein Problem dann am einfachsten zu lösen ist, wenn man es anpackt, so bald es erkennbar ist.

Aber genug jetzt! Ich fühle mich unwohl in der Rolle eines Predigers. Was mir große Freude macht, ist die Herausforderung und die Faszination des Therapieprozesses. Es liegt mir wenig daran, über die Vorzüge verschiedener Methoden zu diskutieren, da ich mir sicher bin, daß andere Therapeutinnen mit einer Vielzahl von verschiedenen Methoden zu Erfolgen kommen. Gut! Lassen Sie uns unsere Erfahrungen und Erkenntnisse zusammentragen und sehen, ob wir nicht eine Verbesserung in der Behandlung der jungen Stotterer bewirken können.

Anhang 1

Der Stotterspezialist in der Schule

von Charles Van Riper
Western Michigan University, Kalamazoo

Als ich mich dem Ende einer langen Laufbahn als Sprechpathologe näherte, wurde mir, wenn nicht auch anderen, klar, daß mein Berufsleben eine falsche Richtung genommen hatte. Ich hatte meine Bemühungen darauf konzentriert, Stottern bei Erwachsenen zu behandeln und nicht bei Kindern. Obwohl ich intensiv mit vielen stotternden Kindern gearbeitet habe, und meist auch recht erfolgreich, habe ich meine größte Sorge und mein größtes Interesse den Leiden und der Herausforderung gewidmet, mit dem einen die älteren chronischen Stotterer konfrontieren. Ich bedaure dies, weil ich mich geirrt habe - vollkommen geirrt. Während ich vielen Erwachsenen dazu verholfen habe, einigermaßen flüssig zu sprechen und ein zufriedenes Leben zu führen, habe ich wenig dazu beigetragen, dem alljährlichen Erscheinen von Horden von neuen Stotterern am Horizont entgegenzuwirken. Auch dann, wenn ich in meine Betrachtung mit einbeziehe, daß ich in unserem Berufsfeld eine Pionierrolle gespielt habe, daß ich viele Studenten ausgebildet habe und daß ich Bücher geschrieben habe, mußte ich mich fragen, was ich nun wirklich erreicht hatte bezüglich einer Lösung für das alte Problem Stottern. Die Antwort ist erschreckend eindeutig. Ich habe auf das falsche Ziel geschossen.

Dies ist besonders schlimm, da ich gewarnt worden war. Vor langer Zeit, in den fünfziger Jahren, hatte Philip Glasner mir vorgeworfen, daß ich so viel mit erwachsenen Stotterern arbeite. „Vergessen Sie die erwachsenen Stotterer", sagte er. „Stottern ist ein Problem des öffentlichen Gesundheitswesens, das schwerpunktmäßig prophylaktisch angegangen werden sollte. Sie sollten ausschließlich mit jungen Stotterern arbeiten mit dem Ziel, das krankhafte Wachstum der Störung zu verhindern oder umzukehren, anstatt es erst zu behandeln, wenn es sich voll ausgewachsen hat. Was wir wirklich brauchen, ist ein umfassendes nationales Programm, daß sich unmittelbar auf den ganz jungen Stotterer konzentriert."

Obwohl es vielleicht verrückt erscheint, diesen Ratschlag mit einer solchen Verspätung zu akzeptieren, habe ich mir die vorhandene Situation angeschaut, um zu prüfen, was ich tun konnte. Es war ganz klar, daß sich die meisten Kinder in diesem Alter in den Grundschulklassen der öffentlichen Schulen befinden und durch die Schultherapeuten erreicht werden können. Die Aussichten erschienen allerdings entmutigend. Wingate (1971) hat klar gezeigt, daß die meisten dieser Praktiker Angst davor haben, mit jungen Stotterern direkt zu arbeiten, und auch diejenigen, die keine Angst davor haben, scheinen kein Vertrauen in ihre Fähigkeit zu haben, diesen Kindern zu helfen. Seine Folgerungen stimmen mit meinen eigenen Eindrücken überein. In den letzten Jahren haben mir viele erwachsene Stotterer von der jahrelangen oberflächlichen Therapie erzählt, die sie in der Schulzeit erhalten hatten, und davon, daß sie jahrelang wegen eines Mangels an Motivation auf Wartelisten geführt worden waren, ein Mangel, den ich während der ersten Jahre meiner Berufstätigkeit nicht vorgefunden habe. Viele dieser Erwachsenen hatten alle Hoffnung in die Fähigkeiten unserer Berufsgruppe verloren und hatten sich mehr oder weniger damit abgefunden, daß sie ihr Stottern für den Rest ihres Lebens ertragen müßten.

Ähnliches hörte ich auch von vielen Schultherapeuten. Sie hatten Angst mit jungen Stotterern zu arbeiten, weil sie fürchten, das Stottern zu verschlimmern. Sie kennen zwar alle Stottertheorien, aber sie wissen nicht, was sie mit diesen Theorien anfangen sollen. Die meisten Therapeuten führen diese Gefühle auf ihre Ausbildung zurück. Während der Ausbildung hatten sie kaum oder gar keinen Kontakt mit jungen Stotterern. Daß dies tatsächlich so ist, hat Leith (1971) gezeigt, der untersucht hat, welche Erfahrungen mit Stottern in der praktischen Ausbildung an fünfzig Universitäten vermittelt werden. Er hat herausgefunden, daß im Durchschnitt auf acht studentische Therapeuten ein stotterndes Kind kommt. Diese Situation ist natürlich nicht geeignet, viel Sachverstand, Selbstvertrauen und Kompetenz zu erzeugen. Selbst an der Western Michigan University (deren Sprechpathologiestudium immer einen seiner Schwerpunkte im Bereich Stottern hatte) haben unsere Studenten nicht annähernd genug supervidierte Therapieerfahrungen mit Stotterern der verschiedenen Altersstufen machen können. Um die Anforderungen der American Speech and Hearing Association (ASHA) an die Praktikumserfahrungen bezüglich der ganzen Bandbreite der Störungsbilder, der verschiedenen Altersstufen und der verschiedenen Arbeitssituationen zu erfüllen, ist es für jeden Studenten sehr schwierig, sich auch noch mit den vielfältigen Problemen eines jungen Stotterers zu befassen. Es war immer unser Bestreben, Allgemeinpraktiker auszubilden und keine Spezialisten. Vielleicht sollten wir beides tun.

Auf den ersten Blick ließ die Situation keinen Anlaß für irgendeine Hoffnung erkennen, daß wir kurzfristig irgend etwas tun könnten, um die Ausbildung der studentischen Therapeuten bezüglich des Stotterns zu verbessern; und das ist noch vorsichtig ausgedrückt. Und dennoch, vielleicht könnte ich einige sehr kompetente Stotterspezialisten ausbilden und sie in einigen Schulen plazieren. Wenn diese dann tatsächlich demonstrieren könnten, von welchem Wert ihre Dienste sind, indem sie die Anzahl der stotternden Kinder vermindern oder zumindest das Wachstum ihrer Störung umkehren könnten, dann hätten wir vielleicht, wenn auch nur vielleicht, den Beginn einer Lösung dieses alten

Problems in Reichweite. Viel Wenn und Aber, und ich hatte wenig Zeit, aber ich entschloß mich, es zu versuchen.

Zunächst versuchte ich erfahrene Schultherapeuten dazu zu überreden, ein Jahr ihres Lebens für eine Spezialausbildung zu investieren. Sie hatten gute Gründe, das abzulehnen. Warum sollten sie ein Jahr ihres Lebens investieren, um sich auf einen Beruf vorzubereiten, den es nicht gab? Ihre Kollegen würden es wahrscheinlich nicht gutheißen, einen Spezialisten an der Schule zu haben. Sie bezweifelten, ob sie - auch nach einer Spezialausbildung - Erfolg haben würden, da die Störung zu komplex ist und weil es viele Kräfte im Leben des stotternden Kindes gibt, die das Stottern aufrechterhalten und über die sie keine Kontrolle gewinnen könnten. Sie hatten alle ihr CCC (Certificate of Clinical Competence - Lizenz der American Speech-Language-Hearing Association für die Arbeit als unabhängiger Therapeut, Anm. d. Übers.) und konnten nur wenig Sinn in dieser Fortbildung erkennen. Und es gab weitere Gründe, alles sehr gute Gründe.

So sah ich mir den aktuellen Jahrgang der Studenten im letzten Studienjahr (graduate students) an unserer Abteilung an und überredete schließlich einen von ihnen, Carl Dell, dazu, ein Jahr länger an seinem Master of Arts zu arbeiten und sich unter meiner Leitung auf die Arbeit als Stotterspezialist an einer Schule vorzubereiten. Dell hatte seinen Militärdienst gemacht und verfügte über ein Militärstipendium (G.I. Bill), um das Jahr zu finanzieren. Außerdem kannte er aus eigener Erfahrung die Misere des stotternden Kindes und die Art von unzureichender Behandlung, die er in seiner Schulzeit erfahren hatte. Durch die intensive Behandlung, die er während seines Studiums in unserer Ambulanz erfahren hatte, war er schließlich sehr flüssig geworden und hatte bereits in der praktischen Ausbildung erfolgreich mit einigen stotternden Patienten im Kindes- und Erwachsenenalter gearbeitet.

An dieser Stelle kann ich nur einen allgemeinen Überblick über die Ausbildung geben, eine Ausbildung für einen Beruf, den es nicht gab. Im ersten Semester las und diskutierte er mit mir einen Großteil der existierenden Literatur über das stotternde Kind. Wir sahen uns miteinander Videobänder der Arbeit anderer Therapeuten mit stotternden Kindern oder deren Eltern an, wobei wir versuchten, die möglichen Ziele der Interaktionen zu bestimmen, zu erkennen, welche Verfahren wirksam waren und welche nicht, und andere oder bessere Möglichkeiten zu erfinden, um dieselben Ziele zu erreichen. Er arbeitete auch intensiv mit einem Kind, wobei Videoaufnahmen gemacht wurden. Diese Aufnahmen gingen wir dann kritisch miteinander durch. Da ich mich auf eine langjährige Erfahrung stützen kann, konnte ich Informationen beisteuern darüber, wie andere junge Stotterer auf die Aktivitäten reagierten, die Dell sich ausgedacht hatte, oder ich konnte geeignetere Aktivitäten vorschlagen. Der Schwerpunkt dieses Tutoriums lag auf der Problemlösung - wobei der Problemkreis die Teilgebiete Motivation, Konfrontation und Modifikation umfaßte - und darauf, die Eigenschaften eines geschickten und sachverständigen Therapeuten zu definieren und zu entwickeln (Van Riper, 1975). Die Ausbildung war intensiv, manchmal traumatisch und immer sehr praktisch.

Während des zweiten Semesters arbeitete Dell mit einer kleinen Gruppe stotternder Kinder, und auch diese Sitzungen wurden aufgenommen und kritisch analysiert. Aber ich traf auch Vorkehrungen dafür, daß Dell eine große Zahl von Schulbezirken besuchen konnte. Dort konnte er bei der Arbeit der Schultherapeuten mit stotternden Kindern hospitieren und einige Aufgaben selbst übernehmen (do trial therapy). Dell sagte später, daß diese Erfahrung für ihn sehr wichtig gewesen sei. Hier hatte er die Gelegenheit, nicht nur die Arbeitssituation kennenzulernen, sondern auch die Haltung, die die Schultherapeutinnen, die Lehrer, die Verwaltungsleute und die Eltern einem Stotterspezialisten entgegenbrachten.

Als sich das Ende des zweiten Semesters näherte, begannen wir, uns mit dem Thema Stellensuche zu befassen, und hier tat sich nun ein neues Hindernis auf. Dell hatte keine Lehrerlaubnis (teacher certificate, Sprechpathologen, die als Schultherapeuten arbeiten wollen, müssen in der Regel auch berechtigt sein, zu unterrichten, Anm. d. Übers.) und einige Schulbezirke, die zunächst bereit waren, Dell als Stotterspezialist zu beschäftigen, zogen ihre Zusage aus diesem Grunde zurück. Nach der Überwindung einiger Schwierigkeiten überredete ich die Speech Foundation of America, eine gemeinnützige Stiftung, deren Schwerpunkt das Anliegen des Stotterers ist, dazu, Mittel für ein zweijähriges Demonstrationsprojekt zur Verfügung zu stellen unter der Bedingung, daß ich bereit war, dieses Projekt genau zu überwachen. Der Kent County Intermediate District, ein Schulbezirk außerhalb von Grand Rapids, Michigan, erhielt Mittel zur Finanzierung dieses Projekts.

Die Umstände waren keineswegs ideal. Es gab zwanzig Schulsysteme (eigenständige Unterbezirke, Anm. d. Übers.) in diesem Bezirk, von denen jedes einen Schultherapeuten beschäftigte. Es gab Entfernungen von einer Autostunde zu überwinden. Die Probleme mit der Zeitplanung waren überwältigend. Die jungen Stotterer wurden von den Schultherapeuten an den Spezialisten überwiesen, und aus der Gruppe der ursprünglich 60 als stotternd identifizierten Kinder wurden schließlich 38 Kinder ausgewählt, die anscheinend am dringendsten Hilfe benötigten. Mit diesen Kindern hat Dell gearbeitet. Im ersten Jahr wurden mehrere Möglichkeiten eines Intervallblockzeitplans (recycling block scheduling systems) aufgestellt und verworfen. Es wurde nur direkt und individuell mit dem Kind gearbeitet. Dazu kamen zahlreiche Konferenzen mit den Eltern, den Lehrern und den Schultherapeuten. Dell wurde außerdem gebeten, über seine Arbeit zu sprechen, sein diagnostisches Urteil beizusteuern und Demonstrationen durchzuführen, und hatte damit zusätzliche Lasten zu tragen, aber im Frühjahr hatte er durch seine Arbeit bei allen Betroffenen eine breite Akzeptanz und Wertschätzung gefunden.

Die Ergebnisse erschienen erheblich. Von den 38 Kindern, mit denen er gearbeitet hat, wurden neun so flüssig, nicht nur in der Therapie, sondern auch in der Klasse, auf dem Spielplatz und zu Hause, daß die Therapie beendet werden konnte, weil diese Kinder keine weitere Therapie benötigten. Vier Schüler (fast alles Oberstufenschüler) brachen die Therapie aus verschiedenen Gründen ab. Von den restlichen Kindern (25) zeigten alle bis auf eines Verbesserungen, viele davon deutliche Verbesserung, wie sich aus den Änderungen der Profile bezüglich Häufigkeit, Dauer, Anspannung und Vermeidung ergaben. Die Berichte der Lehrer ergaben, daß die Kinder mehr sprachen und seltener und leichter stotterten. Unsere Kriterien für die Beendigung der Therapie waren strikt und Dell arbeitete auch mit den Kindern weiter, die ich entlassen hätte. Die stotternden Kinder aus den unteren Klassen machten bessere Fortschritte als die in den oberen Grundschulklassen (Jahrgangsstufen 5 bis 8, Anm. d. Übers.). Keines der Kinder entwickelte in dieser Zeit schwereres Stottern, auch nicht das Kind, bei dem keine Verbesserung beobachtet werden konnte. Zunächst waren sie zögernd und begannen nach und nach, an den Sitzungen mit dem Stotterspezialisten Spaß zu bekommen. Ihre Besorgnis und ihre negative Einstellungen bezüglich des Stotterns gingen zurück, und das zu einer Zeit, wo sie oft schlimmer werden. Alles in allem war das Ergebnis besser als ich erwartet hatte, und doch klopfte ich auf Holz (I kept my fingers crossed). Würden sie in den Sommerferien einen Rückfall erleiden? Würde sich die Verbesserung umkehren? Wäre das Stottern im Herbst wieder schlimmer?

Im September wurden alle Kinder, einschließlich derer, die entlassen worden waren, überprüft. Keines dieser entlassenen Kinder hatte einen Rückfall, sie stotterten einfach nicht mehr. Aus der Gruppe der Kinder, die eine Verbesserung erfahren hatten, stotterten nur drei der 25 häufiger oder schwerer, als sie es am Ende des Schuljahres getan hatten. Die meisten Kinder aus dieser

Gruppe konnten ihre Fortschritte halten. Einige waren flüssiger geworden. Die meisten kamen so wieder, wie sie in die Ferien gegangen waren. Zögernd schloß ich daraus, daß der Stotterspezialist nicht nur eine erhebliche Zahl von stotternden Kindern vom Stottern befreien konnte, sondern daß er auch dem Wachstum der Störung entgegenwirken oder es umkehren konnte. Zugegebenermaßen waren das nur oberflächliche Eindrücke, weil dieses Projekt nur eine Erprobung und kein Experiment war. Vielleicht würde man dieselben Ergebnisse erhalten, wenn man eine Kontrollgruppe von stotternden Kindern hätte, die nicht von einem Stotterspezialisten betreut würden, aber das schien mir ziemlich zweifelhaft. Sicherlich hatten diese Kinder in den vorhergehenden Schuljahren nur Veränderungen in Richtung auf eine Verschlimmerung gezeigt. Jedenfalls schien es das Projekt wert zu sein, es ein weiteres Jahr zu versuchen.

Während des zweiten Jahres, in dem das Projekt von der Speech Foundation of America finanziert wurde, konzentrierte der Stotterspezialist seine Bemühungen auf weniger und jüngere Kinder, da dies die Gruppe war, bei denen die stärksten Rückbildungen bzw. Verbesserungen eingetreten waren. Zu Beginn des ersten Schulhalbjahres hatte er nur 17 Kinder in Therapie, sieben von diesen waren Kinder in der Gruppe der Gebesserten aus dem Vorjahr und 10 kamen neu in Therapie. Alle Kinder gingen in die ersten vier Klassen. Es wurde wieder ein Blockzeitplan aufgestellt, und es wurde ebenfalls direkte Therapie durchgeführt, aber die Sitzungen fanden häufiger statt. Der Spezialist verwendete mehr Zeit in der Rolle eines Beraters der anderen Schultherapeuten und stellte fest, daß diese nicht nur die Arbeit des Spezialisten für wertvoll hielten, sondern auch interessiert daran waren zu lernen, wie sie den jungen Stotterern, die sie in Therapie hatten, besser helfen konnten. Nach Aussagen Dells waren sie sehr kooperativ und hilfreich, und er meint, daß ihre Unterstützung und Hilfe für seinen Erfolg unverzichtbar waren.

Er glaubte, daß es bei der Ausbildung weiterer Spezialisten in der Zukunft wichtig wäre, die Probleme und Methoden dieser professionellen Zusammenarbeit stärker zu betonen.

In diesem zweiten Jahr wurden freiwerdende Therapieplätze durch neue Kinder aufgefüllt. Insgesamt hatte der Spezialist 23 Kinder in Therapie. Am Ende des Schuljahres waren 13 aus der Therapie entlassen, acht zeigten erhebliche Verbesserungen und zwei machten gar keine Fortschritte. Wir verbrachten zwei Tage damit, diese Kinder zu untersuchen, und es stellte sich heraus, daß Dell in seiner Einschätzung von Erfolg und Verbesserung sehr konservative Maßstäbe angelegt hatte. Es wurde offensichtlich, daß dieses Pilotprojekt zeigen konnte, daß es nützlich ist, einen Stotterspezialisten in diesen Schulen zu beschäftigen.

Aber auch hier kam der interessante Punkt zuletzt. Was würde passieren, wenn die Arbeit des Spezialisten nicht mehr ganz von der Speech Foundation of America finanziert würde? Die Antwort ist, daß Dells Vertrag verlängert wurde und daß er heute diese Arbeit weiter leisten kann.

Rückblickend meine ich, daß ein großer Teil der Ausbildung, die ich Dell gegeben habe, unnötig war und daß jede größere Ausbildungseinrichtung solche Spezialisten in kürzerer Zeit ausbilden könnte. Sehr junge Stotterer reagieren schnell auf eine intensive Behandlung durch einen geschickten Therapeuten, der ihre Probleme versteht und direkt mit ihnen arbeiten kann. Die meisten Schulbezirke haben eine oder zwei Therapeutinnen, die sich für diese Kinder interessieren und dafür, ihnen zu helfen. Wenn es möglich wäre, sie in diesem Spezialgebiet auszubilden, dann würden sicherlich viele Schulverwaltungen dazu übergehen, ihnen die Kinder zuzuordnen, so daß sie diese Rolle einer Spezialistin spielen können. Zwei frühere Präsidenten (Moll, 1974; Ainsworth, 1974) haben über den dringenden Bedarf an Fortbildung für die Angehörigen unseres Berufes gesprochen. Muß die Fortbildung auf die Verbesserung der Fertigkeiten von Allgemeinpraktikern beschränkt bleiben oder kann sie nicht dazu benutzt werden, Spezialisten auf dem Gebiet des Stotterns wie auch auf anderen Störungsbereichen auszubilden? Vielleicht ist dies eine Idee, deren Zeit gekommen ist.

Literatur:

Ainsworth, S. (1974). The specialist in the treatment of stuttering. *Journal of Fluency Disorders 1,* 52-57

Leith, W. R. (1971). Clinical training in stuttering therapy: A survey. *ASHA 13,* 6-8

Moll, K. L. (1974). Issues facing us - Continuing education. *ASHA 16,* 306-307

Van Riper, C. (1975). The stutterer's clinician. In: Jon Eisenson (Hrsg.). *Stuttering: A Second Symposium.* New York: Harper and Row

Wingate, M. E. (1971). The fear of stuttering. *ASHA 13,* 3-5

Dieser Aufsatz (Van Riper, C., The Public School Specialist in Stuttering. *ASHA 19,* 467-469) ist 1977 in der Zeitschrift ASHA der American Speech-Language-Hearing Association erschienen. Er wurde mit Einverständnis des Autors übersetzt und hier abgedruckt.

Anhang 2

Rundbrief an meine Kolleginnen

von Carl Dell, Jr., Stotterspezialist

Es haben mir viele Kolleginnen geschrieben und um schriftliches Material zu meinem Therapieverfahren bei jungen Kindern gebeten. Unglücklicherweise kann ich dieser Bitte nicht nachkommen. Ich habe mehrmals versucht, meine Erfahrungen in einer Form niederzulegen, die zur Veröffentlichung geeignet ist, aber ich bin immer wieder gescheitert. Der erste und wichtigste Grund dafür ist, daß ich das Schreiben für etwas Schwieriges halte, das mir keinen Spaß macht. Zweitens finde ich, daß Worte nicht gut geeignet sind, um die komplizierten zwischenmenschlichen Beziehungen zu beschreiben, die sich im Therapieraum abspielen. Und drittens benutze ich gar kein festliegendes Therapieverfahren. Jeder Klient ist anders und braucht eine individuelle Behandlung. Trotz dieser Einführung möchte ich einen Versuch machen, Ihnen einige grundsätzliche Gedanken mitzuteilen.

Eine der ersten Fragen, die gestellt wird, wenn ich im Rahmen von internen Fortbildungen über meine Arbeit spreche, ist die nach den theoretischen Grundlagen meiner Arbeit. Ich lächele dann meist etwas hilflos, denn ich bin mir dieser Grundlagen nicht bewußt. Ich bin ein Pragmatiker. Wenn etwas funktioniert, dann benutze ich es. Ich sehe meine Aufgabe darin, festzustellen, welches die Bedürfnisse des Kindes sind, und dann mir ein flexibles Verfahren zu überlegen, das diesen Bedürfnissen am besten gerecht wird. Und dann werde ich doch weitergefragt, was mein Bezugsrahmen ist. Dann murmele ich in der Regel etwas über meine eigenen Erfahrungen als schwerer Stotterer, über meine Ausbildung bei Charles Van Riper und erwähne, daß ich seit vier Jahren mit stotternden Kindern arbeite. Diese Erfahrungen haben mich davon überzeugt, daß das Stottern tendenziell schwindet, wenn das stotternde Kind von einem Therapeuten, dem es vertraut, beigebracht bekommt, daß es (1) locker (easily) und ohne Anstrengung und Vermeidung stottern kann und (2) die vorhandene Sprechflüssigkeit fühlen kann und diese belohnt/gestärkt (reinforced) wird. Diese beiden Bedingungen müssen gleichzeitig erfüllt werden, nur eine von beiden reicht nicht. Ich habe bisher noch keine Theorie gefunden, die auf diese beiden einfachen Therapieziele führt. Und so überlasse ich das Theoretisieren den anderen und arbeite weiter mit den stotternden Kindern.

Ich arbeite mit Klienten, die zwischen drei und fünfundzwanzig Jahre alt sind, aber am meisten interessieren mich die Kinder bis zur vierten Klasse. Obwohl ich auch in dieser Altersgruppe sehr schweres Stottern gefunden habe, scheinen diese Kinder die beste Prognose zu haben. Ich bin davon überzeugt, daß die meisten dieser Kinder geheilt werden können. Mit Heilung meine ich nicht kontrolliertes Stottern oder eine Verbesserung des Sprechens. Ich meine vollständig normale Sprechflüssigkeit.

Bei den älteren Kindern ist es schwieriger, einen vollständigen Rückgang des Stotterns zu erreichen, aber es kommt vor. Sicherlich können sie lernen, gute Sprecher zu werden, und ihr Stotterproblem kann so drastisch vermindert werden, daß es wenig Bedeutung für ihr Leben hat. Aber ich habe auch festgestellt, daß es in der Regel nicht vollständig verschwindet. Aus diesem Grunde versuche ich die stotternden Kinder so früh wie möglich in Therapie zu nehmen, um die Wahrscheinlichkeit einer vollständigen Heilung zu erhöhen. Unglücklicherweise wird den Eltern oft geraten, das Problem zu ignorieren, wenn das Kind jung ist, und so kommt es, daß sie, gegen ihr besseres Urteil, keine Hilfe suchen, bevor das Kind älter ist. Es ist uns gelungen, im Schulbezirk von Grand Rapids, Michigan diese Einstellung weitgehend zu ändern.

Der erste Schritt meiner Arbeit mit jedem Kind ist das Gespräch mit den Eltern zu suchen. Die meisten Eltern sind bereit zu kommen, manche jedoch nicht. Ich mache das Elterngespräch nicht zur Bedingung für eine Therapie, sondern versuche in jedem Fall telefonisch einige Informationen zu gewinnen, und ich halte die Eltern über die Fortschritte ihres Kindes auf dem laufenden. Ich habe oft festgestellt, daß die Eltern nach Beginn der Therapie anrufen und um ein Gespräch bitten, wenn das Kind zu Hause etwas über die Therapie erzählt hat. Es gelingt mir auch oft, mit zögernden Eltern direkt in Kontakt zu kommen, wenn ich oder das Kind sie einladen, an einer Therapiesitzung teilzunehmen. Wenn sie dann erst sehen, wie ich mit dem Kind arbeite, werden sie kooperativer und arbeiten schließlich so gut mit, wie sie können. Aber ich führe keine ausführliche Elternberatung durch. Sehr oft treffe ich sie nur einmal und bleibe dann mit ihnen während des ganzen Therapieverlaufs in Verbindung. Der Grund für dieses Vorgehen ist vor allem Zeitmangel. Trotzdem habe ich gefunden, daß ein Elterngespräch und dann laufende Ergänzungen per Telefon ausreichend sind.

Während des Elterngesprächs versuche ich darzustellen, daß ich kompetent bin und mich mit meiner Arbeit auskenne. Stottern ist für die meisten Eltern so mysteriös, daß sie sehr erleichtert sind, wenn sie mit jemandem sprechen, der anscheinend etwas davon versteht. Ich versuche immer, einen Eindruck davon zu gewinnen, welches Ausmaß die Schuld- und/oder Schamgefühle der Eltern haben, und tue dann alles, was in meinen Kräften steht, diese zu mildern. Ich habe festgestellt, daß ich von den Eltern anscheinend immer dann akzeptiert werde, wenn es mir gelingt, diese Gefühle zu vermindern. Dies macht natürlich die Arbeit mit dem Kind einfacher. Aber ich versuche natürlich auch, Zugang zu möglichen Problemen zu Hause zu bekommen. Ich versuche klarzumachen, welche Verhaltensweisen für das flüssige Sprechen des Kindes günstig sind und welche nicht. Wenn das Gespräch fachgerecht durchgeführt wird, werden sie von sich aus über einige Verhaltensweisen sprechen, die für die Sprechflüssigkeit ungünstig sind. Das geschieht oft in Form einer Frage, wie zum Beispiel „Es kommt vor, daß wir... machen, ist das falsch?" Ich versuche sie soweit zu bringen, daß sie die Frage selbst beantworten können, indem ich ihnen etwas über das Stottern erzähle und sie dann bitte, sich in die Situation des Stotterers zu versetzen und sich vorzustellen, wie dieser sich bezüglich des Verhaltens der Eltern fühlt. Zusammenfassend kann man also sagen, ich möchte erreichen, daß mich die Eltern als kompetent akzeptieren, und ich versuche ihre Schuldgefühle zu vermindern und ihnen so viel über Stottern beizubringen, daß sie selbst ihre Verhaltensweisen dahingehend bewerten können, ob sie für die Sprechflüssigkeit ihres Kindes förderlich oder hinderlich sind.

Ich mache sowohl direkte als auch indirekte Therapie. Grundsätzlich arbeite ich indirekt mit einem Kind, dessen Stottern wenig Anstrengung und Anspannung enthält, da ein solches Kind noch wenig soziale Stigmatisierung als Ergebnis des Stotterns erfahren hat. Eine detaillierte Beschreibung der Unterschiede zwischen dem beginnenden und dem chronischen (confirmed) Stotterer kann man in Van Ripers Buch *The Nature of Stuttering* finden. In diesem Falle versuche ich nur darauf hinzuwirken, daß das Sprechen Spaß macht. Wir spielen in der Therapie, und ich versuche zu erreichen, daß die zwanzig Minuten für das Kind eine angenehme Zeit sind. Das ist die durchschnittliche Dauer unserer Therapiesitzungen. Ich versuche möglichst viele Beispiele seines Sprechens unter verschiedenen Arten von Streß zu beobachten. Gibt es eine Sprechsituation, die ihm besonders große Schwierigkeiten macht? Wenn ich das erkenne, versuche ich, es systematisch gegen diese Streßbedingungen zu desensibilisieren.

Gelegentlich spreche ich auch das Stottern des Kindes direkt an. Ich sage zum Beispiel: „Sag mal, ich hab bemerkt, daß du beim Wort *Ball* so gemacht hast, *Ba-ba-ba-ball.* So wie wenn ein Ball ein paarmal springt. Das mache ich auch manchmal." Dies soll dem Kind zeigen, daß ich erkannt habe, daß da etwas gewesen ist, ohne daß ich es mißbillige. Es zeigt ihm, daß ich nicht übermäßig besorgt bin, sondern daß ich es für das nehme, was es nun einmal ist. Ich vermeide das Wort *Stottern* dabei nicht um jeden Preis, weil ich weiß, daß das Kind dieses Wort wohl schon von anderen gehört hat, aber ich meine auch, daß wir das Stottern besser mit anderen Wörtern wie *wiederholen, steckenbleiben, nicht weiterkommen, dehnen* usw. beschreiben können. Dies sind objektive Ausdrücke, mit denen wenig Emotionalität verbunden ist.

Aber wahrscheinlich ist das Wichtigste an meiner indirekten Therapie, daß ich eine leichtere Art zu stottern (easier way of stuttering) vormache. Ab und zu füge ich etwas leichtes Stottern (some mild stuttering) in mein Sprechen ein, ruhig und beiläufig. Es ist nur leichtes Stottern (mild stuttering), ohne Anstrengung und Anspannung. Ich versuche, dieses leichte Stottern so zu machen, wie das Kind stottert, aber leichter als sein Stottern. Wenn das Kind vier- bis sechsmal eine (Teil-)Silbe wiederholt, dann wiederhole ich eine (Teil-)Silbe zwei- bis viermal oder ich benutze eine kurze Dehnung. Ich stottere also immer auf eine leichtere Art, als es dies tut. Wenn das Kind Fortschritte in Richtung auf leichteres Stottern macht, wird mein Stottern noch leichter. Ich versuche immer, ihm einen Schritt voraus zu sein. Manchmal frage ich das Kind, was es in seinem Sprechen gehört hat, um zu sehen, ob es anfängt, es in einer objektiven Sprache zu beschreiben. Kann das Kind mein Stottern imitieren? Wenn es das dann versucht, fängt es damit an, die wichtige Erfahrung zu machen, daß es seinen eigenen Mund unter Kontrolle hat. Ich verlange nicht, daß das Kind besser sprechen soll, ich zeige es ihm einfach.

Es ist erstaunlich, wie Kinder die Sprechmuster, die sie in ihrer Umgebung hören, nachahmen. Durch diese einfache Modellierung kann man sie zu immer leichteren Formen von Stottern führen. Zusammenfassend gesagt möchte ich also das Sprechen angenehm machen, ich spreche gelegentlich in einer objektiven Sprache über das Stottern des Kindes, ich desensibilisiere es gegen schwierige Situationen, und ich modelliere eine bessere Art zu stottern. Diese wenigen Maßnahmen sind oft ausreichend, um das Kind zur normalen Sprechflüssigkeit zurückzuführen. Wäre das Kind auch ohne unsere Hilfe aus dem Stottern herausgewachsen? Sehr wahrscheinlich wäre es, aber warum soll man es darauf ankommen lassen? Sicher hat das Stotterverhalten schon eine längere Zeit ohne Veränderungen bestanden. Wenn man nur abwartet und das Kind schließlich nicht aus dem Stottern herauswächst, wird die Prognose für eine vollständige Heilung schlechter und die Zeit und Mühe, die erforderlich ist, um ihm zu helfen, wird erheblich größer.

Ich bin davon überzeugt, daß die meisten stotternden Schulkinder eine direkte Therapie brauchen. Diese Kinder zeigen Anzeichen von Anstrengung und Anspannung in ihrem Stottern und haben die soziale Stigmatisierung schon erfahren. Mein Ziel bei diesen Kindern ist es, sie in die früheren Stadien, die ich gerade beschrieben habe, zurückzuführen. Ich möchte ihr Stottern so leicht (easy) und so mühelos wie möglich machen. Wenn man das erreicht, dann besteht eine große Wahrscheinlichkeit, daß es während seiner Reifung die normale Sprechflüssigkeit erreicht. Als eines der ersten Dinge versuche ich dem Kind zu vermitteln, daß ich kompetent bin und daß es mir vertrauen kann. Bis zu diesem Zeitpunkt haben bereits viele Leute dem Kind Ratschläge bezüglich seines Stotterns gegeben. Nichts hat funktioniert. Es ist verwirrt und hilflos. „Ich kann nicht damit aufhören zu stottern. Ich glaube, ich werde immer stottern.“ Solche Feststellungen kann man von diesen Kindern oft hören, und deswegen ist es wichtig, daß wir uns als Fachleute erweisen, die sich auskennen. Das Kind hat schon oft genug versagt. Es braucht Hoffnung. Es braucht jemandem, dem es vertrauen kann. Es muß das Gefühl haben, daß wir mehr über Stottern wissen als jeder andere, den es jemals kennengelernt hat, einschließlich seiner Eltern. Und es muß wissen, daß wir anderen Jungen und Mädchen wie ihm schon geholfen haben.

Eines der ersten Dinge, die ich mit einem Kind mache, ist, daß ich sein Stotterverhalten objektiviere. Ich lasse es bestimmen, wo die überschießende Spannung auftritt, wenn es bei einem Wort stottert. Ich gehe dabei nicht in eine detaillierte Analyse, aber ich möchte schon, daß es fühlt, wie es die Lippen zusammenpreßt oder wie seine Zunge von hinten an die Zahnreihe drückt. Ich möchte, daß es diese Verhaltensweisen erkennen kann und darüber sprechen kann. Unwissen nährt die Angst, und wenn ich ein Kind dahin führen kann, daß es merkt, was wirklich während eines Stotterereignisses passiert, dann wird seine Angst anfangen zu schwinden. Die Angst wird dann ersetzt durch seinen Wunsch nach Selbsterforschung.

Mit der Verminderung der Angst stellt sich ein neues Verständnis seines eigenen Stotterns ein. Bis zu diesem Zeitpunkt war das Stottern ein häßliches Mysterium, und nun findet das Kind nach und nach immer mehr heraus, was während des Stotterns tatsächlich passiert, und stellt fest, daß es überhaupt nicht mysteriös ist.

Ich spreche auch über einige emotionale Probleme, die es als Ergebnis seines Stotterns hat oder gehabt hat. Diese beiden Dinge passen leicht zusammen. Während ich über die physischen Aspekte des Stotterns spreche, kommt die verborgene Emotionalität ganz natürlich zum Vorschein. Ich brauche nicht mit Fragen nachzuhelfen. Natürlich zeige ich, wenn das Kind sein Stottern erforscht, eine Menge Verständnis und Sympathie, wenn ich es nachahme oder es beschreibe. Dies ist eine schwierige Zeit, denn das Kind ist offen und verletzlich und die Situation muß mit Bedacht gehandhabt werden. Ich versuche, das Kind zu verstehen und es zu unterstützen. Dieser Teil der Therapie setzt sich fort bis zum Ende. Zusammen mit dem Kind versuche ich, ständig mehr herauszufinden, so daß wir beide so viel wie möglich über sein Stottern und seine Gefühle lernen.

Nachdem wir etwas über die grundlegenden Eigenschaften des Stotterns gelernt haben, fange ich an, darüber zu sprechen, daß es drei Arten gibt, ein Wort zu sagen. Man kann bei einem Wort in der alten Art stottern, man kann ein Wort flüssig sagen, und man kann ein Wort in der neuen leichten Stotterart sagen. Die erste Art kennt das Kind schon. Die neue Art zu stottern muß es noch lernen. Die neue Stotterart ist so wie die oben beschriebene Form des Stotterns bei dem Kind, mit dem ich indirekte Therapie gemacht habe. Es ist eine leichte (mild) Art zu stottern. Sie enthält keine Anstrengung oder Anspannung. Tatsächlich bringe ich den Kindern bei, die normalen Unflüssigkeiten zu benutzen, die alle Kinder haben. Dann lasse ich das Kind Wörter in allen drei Arten sprechen, so daß es erkennen kann, daß es eine Wahl hat. Auf diese Weise lernt es, daß es seinen Mund das machen lassen kann, was es will, und nicht umgekehrt. Gleichzeitig wird die Angst vor dem Stottern dadurch vermindert, daß es seine alten Stottermuster in einer warmen und permissiven Umgebung nachahmt. Wenn man in einer beiläufigen Weise das imitieren kann, was man fürchtet, dann schwindet die Furcht. Wenn das Kind nun die neue leichte Art zu stottern lernt, dann kann man damit anfangen ihm beizubringen, anstelle seiner alten, verkrampften Stottermuster diese leichte Art zu stottern zu benutzen. Ich gebe ihm zum Beispiel die Aufgabe, etwas leichtes Stottern zu verwenden, während es über ein Bild spricht. Ich kann dabei dann die Anzahl der leicht gestotterten Wörter zählen, die es zustande bringt.

Es gibt in diesem Zusammenhang zu viele spezifische Verfahren, um sie alle an dieser Stelle zu beschreiben. Zum Beispiel kann man, wenn das Kind lernt, leicht gestotterte Wörter in sein Sprechen einzubauen, es auffordern, ein schweres Stotterereignis in ein leichtes Stotterereignis abzuändern. Damit meine ich, daß es, wenn es den Beginn eines harten Blocks fühlt, anfangen sollte zu experimentieren und zu versuchen, den harten Block in leichtes Stottern zu überführen. Ich gebe ihm diese Aufgabe oder ich mache ein Spiel daraus, und dabei stottere ich gelegentlich selbst, so daß es mich erwischen kann. Ich fordere es dann auf, sein altes Stottern zu imitieren und dieses Stottern dann auf ein Signal von mir in leichtes Stottern abzuändern. Später dann nehme ich auch echtes Stottern und ich fordere es auf, es in leichtes Stottern abzuwandeln. Ich bitte es auch, einige dieser Dinge in der Schule und zu Hause zu tun und mir dann zu erzählen, was passiert ist. Ich verbringe eine Menge Zeit damit, seine Wahrnehmung für die Empfindungen in der Mundregion zu entwickeln (Kinästhesie). Ich möchte, daß das Kind lernt, wie sich schweres Stottern, wie sich leichtes Stottern und wie sich normales Sprechen anfühlt. Ich möchte erreichen, daß es lernt, wie sich die Abänderung von schwerem Stottern in leichtes Stottern anfühlt, und daß es das entspannte Gefühl beim leichten Stottern kennenlernt.

Es ist ein Problem in der Arbeit mit dieser Altersgruppe in der Schule, daß es für uns schwierig ist, diese Kinder unter den normalen Beanspruchungen des Lebens zu beobachten. Mit vielen Kindern habe ich großen Nutzen aus der Verwendung des Telefons gezogen, aber auch das ist nicht immer möglich, und so versuche ich selbst, den Streß in der Sprechsituation zu erhöhen. Wie in der indirekten Therapie mache ich viel vor. Oft stelle ich fest, daß ich mir große Mühe geben muß, die besondere Art des Kindes zu stottern zu lernen, um das Stottern des Kindes so exakt imitieren zu können, daß ich es selbst in meinem eigenen Mund fühlen kann. Dies ist nicht nur eine gute Möglichkeit, ihnen zu zeigen, wie sie ihr Stottern in leichtes Stottern abwandeln können, sondern es verschafft mir auch ein besseres Verständnis ihres Stotterns.

An dieser Stelle möchte ich nochmals betonen, daß es bei diesen Kindern um die Verminderung der Schwere des Stotterns geht und nicht einfach darum, die Anzahl der Stotterereignisse zu vermindern. Ich habe festgestellt, daß die Häufigkeit des Stotterns erheblich sinkt, sobald sich die Schwere des Stotterns vermindert. Nur das flüssige Sprechen zu belohnen hat seine Tücken, da es das Stottern, wenn es dann nochmals auftritt, unangenehmer macht. Ich möchte erreichen, daß das Kind erkennt, wie es sich anfühlt, wenn Wörter flüssig gesprochen werden, aber ich möchte sein Stottern nicht bestrafen. Ich möchte das Kind dazu bringen, daß es die Unterschiede zwischen schwerem und leichtem Stottern erkennt, und ihm zeigen, daß es eine Wahl hat, daß es sich nicht in den Klauen einer unkontrollierbaren Macht befindet. Es ist schon eine gute Erfahrung, wenn man sieht, daß viele dieser verletzten Kinder ihr Sprechen ändern und flüssig werden als Ergebnis der Arbeit, die wir mit ihnen leisten.

Sie müssen darauf gefaßt sein, daß nur wenige der sehr schwer stotternden Kinder das Stottern ohne einige Rückfälle verlieren. Am Anfang habe ich mir deswegen große Sorgen gemacht und habe die Kinder zu lange in Therapie gehalten, um mögliche Rückfälle zu verhindern. Mittlerweile bin ich der Meinung, daß Rückfälle notwendig sind, und so überlasse ich das Kind so früh wie möglich sich selbst, indem ich die Häufigkeit der Sitzungen vermindere und die Zeiten zwischen den Auffrischungssitzungen länger werden lasse. Die meisten meiner Patienten brauchen einige Auffrischungen für einen Zeitraum von mehreren Monaten. Sie werden wieder Schwierigkeiten haben und wenn ich nicht da bin, um ihnen zu helfen, verlieren sie das Vertrauen. Aber wenn wir dann wieder zusammen sind, stelle ich fest, daß sie nur wenig Zeit brauchen, um sie wieder in die Lage zu versetzen, ihr gutes Sprechen zu benutzen. Ich habe überdies gemerkt, daß sie stärker werden und normalerweise keine weitere Therapie mehr brauchen, wenn ich ihnen die Gelegenheit gebe, soweit wie möglich selbst mit ihren Schwierigkeiten fertig zu werden. Sollten sie aber doch noch weitere Therapie brauchen, dann nehme ich mir immer weniger Zeit, um ihnen zu helfen, bis sie soweit sind, daß sie selbst weitermachen können. Es hilft ihnen, mehr Unabhängigkeit zu entwickeln, wenn man sie so früh wie möglich aus der Therapie entläßt. Sie kommen zu der Überzeugung, daß sie sich auch ohne mich um ihr Stottern kümmern können. Viele der chronischen Stotterer, mit denen ich gearbeitet habe, sprechen jetzt flüssig, und andere haben ihr Stottern in eine sehr leichte Form gebracht. Ich überprüfe laufend den Stand aller Kinder, mit denen ich je gearbeitet habe, und ich bin der Meinung, daß dieser Ansatz wirklich erfolgreich ist. In einigen Fällen ist es schon drei Jahre her, seit ich mit den Kindern gearbeitet habe, und sie sprechen immer noch flüssig. Man sollte nicht abwarten, bis die Störung unbezähmbar wird.

Dies ist sicher keine ausreichende Antwort auf Ihre Anfrage, aber vielleicht hilft sie doch. Vielen Dank für Ihr Interesse an dieser Arbeit.

Mit den besten Wünschen

Carl W. Dell, Jr.

Grand Rapids, 21. September 1977

Bücher und Videofilme im DEMOSTHENES Verlag der Bundesvereinigung Stotterer-Selbsthilfe e.V.

Bücher

Demosthenes Institut (Hrsg.)
Benni: U-und? Wwwo ist das P-problem?
Ein Comic für Kinder und Jugendliche von 9 bis14 Jahren
20 Seiten

Horst M. Oertle
Therapie des Stotterns
Ein Ratgeber
150 Seiten

Ruth Heap (Hrsg.)
Wenn mein Kind stottert
Ein Ratgeber für Eltern
104 Seiten

Angelika Schindler
Stottern und Schule
Ein Ratgeber für Lehrer
104 Seiten

Demosthenes Institut (Hrsg.)
Wenn das Sprechen klemmt
Ein Ratgeber für Jugendliche
94 Seiten

Malcolm Fraser
Selbsttherapie für Stotterer
188 Seiten

Stephen B. Hood (Hrsg.)
An einen Stotterer
142 Seiten

Wolfgang Wendlandt
Stottern ins Rollen bringen
Die Kiesel des Demosthenes
82 Seiten

Charles Van Riper
Die Behandlung des Stotterns
264 Seiten

Videoreihe Sprechtechniken

Andreas Starke
Stottern vereinfachen
Modifikationstechniken nach Charles Van Riper
73 Minuten mit Begleitbuch 56 Seiten

Berthold Wauligmann
Stotternde entdecken Sprechfreude
Von Oskar Hausdörfers Tönen und Hören zu Erwin Richters Naturmethode
87 Minuten mit Begleitbuch 80 Seiten

Videoreihe Stottern

Volker Dutzmann und Michael Kofort
Ich stottere, was kann ich tun?
Die Arbeit der Stotterer-Selbsthilfegruppen
30 Minuten

Was ist Stottern?
Das Ende eines Mythos
25 Minuten

Stottern: (k)ein hoffnungsloser Fall
Die Therapie erwachsener Stotterer
25 Minuten

Mein Schüler stottert
Informationen für Lehrer
25 Minuten

Was tun, wenn mein Kind stottert?
Elternratgeber zum kindlichen Stottern
20 Minuten

Bitte fordern Sie unser komplettes Verlagsangebot an.

Bundesvereinigung Stotterer-Selbsthilfe e.V.
Gereonswall 112
50670 Köln
Tel. 0221/13911-06/07 · Fax 0221/1391370
e-mail bvss@hsp.de · Internet http://www.hsp.de/bvss/

Bundesvereinigung Stotterer-Selbsthilfe e.V.

Stottern ist eine Störung des Sprechablaufes, von der schätzungsweise 800.000 Menschen in Deutschland betroffen sind.

Ziel und Aufgabe der Bundesvereinigung Stotterer-Selbsthilfe e.V. ist es, für die Belange der Menschen, die stottern, einzutreten. Diese dürfen nicht länger in ihrer Kommunikation und ihrer Teilnahme am öffentlichen Leben eingeschränkt sein. Um dieses Ziel zu erreichen, wird den Betroffenen ein Weg zur Stärkung ihres Selbstbewußtseins aufgezeigt. Gleichzeitig sollen die Gesprächspartner in die Lage versetzt werden, einem Menschen, der stottert, vorurteilsfrei zu begegnen.

In der Arbeit der Bundesvereinigung drückt sich dieses Anliegen aus durch das Engagement bei politischen Entscheidungsprozessen, z.B. der Frage der Finanzierung von Therapien, und bei der Ausbildung von Fachleuten. Dazu kommen die Information der allgemeinen Öffentlichkeit und die Interessenvertretung auf internationaler Ebene.

Ein breitgefächertes Seminarangebot und eine stattliche Anzahl von Veröffentlichungen für Betroffene, Fachleute und Eltern stotternder Kinder bilden weitere Schwerpunkte der Bundesvereinigung. Durch umfassende Beratungsangebote für Betroffene wie auch für Eltern, Lehrer, Therapeuten und Kinderärzte kann Hilfestellung und Prävention geleistet werden.

Tätigkeitsschwerpunkte

- Förderung des Informations- und Erfahrungsaustausches zwischen Menschen, die stottern
- Beratung von Betroffenen und ihren Angehörigen wie auch von Therapeuten und Lehrern
- Beratung von Eltern stotternder Kinder

- Unterstützung von wirksamen Therapien und entsprechenden Therapieeinrichtungen
- Seminare für Betroffene, Angehörige und Fachleute
- Interessenvertretung in Politik, Schule und Beruf
- Buch- und Videoverlag
- Herausgabe der Monatszeitschrift *Der Kieselstein*
- Vetretung innerhalb des Deutschen Paritätischen Wohlfahrtsverbandes (DPWV) und der Bundesarbeitsgemeinschaft Hilfe für Behinderte e.V.
- Mitarbeit in der European League of Stuttering Associations (ELSA)

Selbsthilfe in Gruppen

Neben oder anstelle von therapeutischer Hilfe bieten auch die über siebzig Stotterer-Selbsthilfegruppen in Deutschland Hilfe an. Die Bundesvereinigung hat hier die Funktion einer Dachorganisation und ist Kontakt- und Koordinierungsstelle.

In den Selbsthilfegruppen können sich Betroffene untereinander offen und in einer angstfreien Sprechsituation über ihre Schwierigkeiten und Erfahrungen austauschen. Die notwendige Arbeit am eigenen Sprechverhalten kann dem Stotterer in der Therapie nicht abgenommen werden. Die unumgängliche Eigeninitiative, die zur Selbstbehandlung erforderlich ist, wird in der Selbsthilfegruppe gefördert. Hier kann gelernt werden, die eigene Verantwortung zu akzeptieren, und den Umgang mit der Störung in die eigenen Hände zu nehmen.

Oft ist nicht die gestörte Sprechweise das größte Problem, sondern die innere Einstellung dazu. Durch eine gezielte Gruppenarbeit kann zum Beispiel die Sprechangst abgebaut, die Kontaktfähigkeit verbessert und das Selbstbewußtsein gestärkt werden. Fortschritte auf diesen Gebieten helfen mit, auf Dauer eine flüssige Sprechweise zu erreichen.